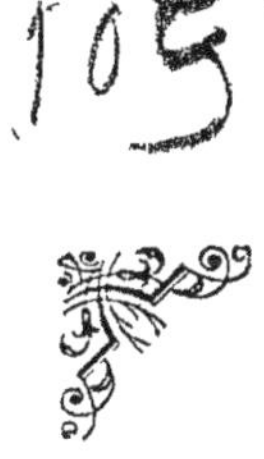

RECHERCHES CLINIQUES

SUR LES

MODIFICATIONS DE LA TEMPÉRATURE

ET DU POULS

DANS LA FIÈVRE TYPHOÏDE

ET LA VARIOLE RÉGULIÈRE

PAR

LE Dr ERNEST LABBÉE

Interne en médecine et en chirurgie des hôpitaux de Paris,
Lauréat de la Faculté de médecine (1er prix), Concours de l'École pratique (1866

ACCOMPAGNÉ D'UN GRAND NOMBRE DE TABLEAUX DANS LE TEXTE, DE TRACÉS SPHYGMOGRAPHIQUES ET DE COURBES THERMIQUES

PARIS
ADRIEN DELAHAYE, LIBRAIRE-ÉDITEUR
PLACE DE L'ÉCOLE-DE-MÉDECINE

1869

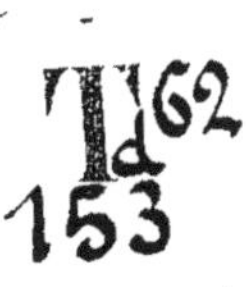

RECHERCHES CLINIQUES

SUR LES MODIFICATIONS

DE LA

TEMPÉRATURE ET DU POULS

DANS LA FIÈVRE TYPHOÏDE

ET LA VARIOLE RÉGULIÈRE

RECHERCHES CLINIQUES

SUR LES

MODIFICATIONS DE LA TEMPÉRATURE

ET DU POULS

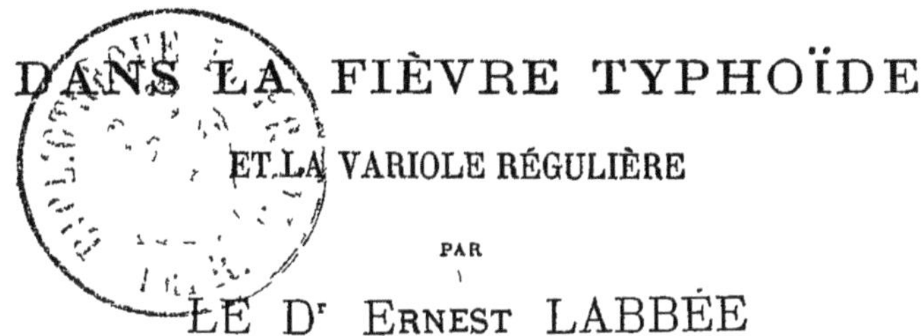

DANS LA FIÈVRE TYPHOÏDE

ET LA VARIOLE RÉGULIÈRE

PAR

LE Dr ERNEST LABBÉE

Interne en médecine et en chirurgie des hôpitaux de Paris,
Lauréat de la Faculté de médecine (1er prix), Concours de l'Ecole pratique (1866).

ACCOMPAGNÉ D'UN GRAND NOMBRE DE TABLEAUX DANS LE TEXTE, DE TRACES SPHYGMOGRAPHIQUES ET DE COURBES THERMIQUES

PARIS

ADRIEN DELAHAYE, LIBRAIRE-ÉDITEUR

PLACE DE L'ÉCOLE-DE-MÉDECINE.

1869

AVANT-PROPOS.

Souventes fois les petites choses font la fortune des grandes.
MONTAIGNE.

La chaleur fébrile a été depuis le commencement de ce siècle l'objet de travaux nombreux et importants en France, en Angleterre et en Allemagne. Les premiers éléments de thermométrie médicale datent des études de Currie, d'Andral, de Gavarret, de Roger, etc., 1808 à 1845. Cependant nous devons signaler les essais de Sanctorius, l'un des inventeurs présumés du thermomètre, à la fin du XVIe siècle, ceux de Haen, vers 1791; ils n'ont guère qu'un intérêt historique.

Les recherches sur la température dans les maladies furent tout d'abord isolées et spéciales, elles se bornèrent à la constatation de *maxima*, de *minima* ou de moyennes générales. Mais depuis vingt années la thermométrie médicale a acquis par les travaux allemands une importance considérable. Associée à d'autres moyens d'exploration, elle a facilité l'étude précise des maladies pyrétiques: elle a donné la mesure exacte de la fièvre, elle a éclairé d'un jour tout nouveau la physiologie pathologique de l'état fébrile.

Toutefois ce difficile problème n'est pas résolu, bien des points obscurs restent encore à élucider; la théorie de la fièvre n'est pas trouvée, on ne sait pas davantage en vertu de quelles lois se produit l'augmentation de la température.

Malgré cela un pas immense a été fait, l'esprit scientifique de notre époque avide de précision et de progrès a su appliquer l'expérimentation à l'analyse des phénomènes fébriles. Ce guide si certain, cet appui si solide est certainement le gage assuré de découvertes futures.

Ainsi une méthode nouvelle a été créée qui, s'attachant surtout aux éléments mesurables des maladies, les étudiant à l'aide d'instruments précis, en a dégagé des notions plus positives d'un intérêt et d'une utilité incontestés.

Un grand nombre d'observateurs s'aidant du thermomètre et du sphygmographe sont parvenus à donner des mesures exactes de la fièvre dans les pyrexies ou les états pyretiques. Ils ont pu apporter plus de rigueur à leur nosologie et rejeter ces divisions arbitraires des anciens qui n'ont qu'une vaine apparence de précision.

L'histoire naturelle des maladies, la clinique, la thérapeutique sont appelées à retirer d'immenses avantages de ces procédés nouveaux d'investigation. Une voie nouvelle est ouverte qui peut conduire à de grands résultats, mais il faut pour la suivre s'armer de patience, et il est indipensable de s'attacher à multiplier les explorations pénibles et laborieuses.

Nous aussi, nous avons voulu expérimenter, nous avons cherché à apprécier exactement les modifications de la chaleur animale et du pouls dans deux des pyrexies que l'on observe le plus ordinairement dans les hôpitaux : la fièvre typhoïde et la variole. Nos expériences ont été peu nombreuses : nous aurions voulu les multiplier davantage, car dans un sujet aussi vaste il faut l'appui d'une quantité considérable de faits, mais des circonstances indépendantes de notre volonté sont venues interrompre nos travaux et restreindre nos observations.

Nous les publions néanmoins dans l'espérance que nous pourrons éviter à d'autres engagés dans la même voie des recherches fatigantes ou désagréables.

Nous serions heureux de porter la conviction dans l'esprit de ceux qui seraient tentés de nous lire et de les décider à user d'une méthode que nous croyons recommandable.

A notre tour, nous avons été encouragé dans nos recherches par M. le professeur Gubler, notre maître si bienveillant et si aimé. Nous avons recueilli dans son service toutes les observations que nous publions; il n'est pas besoin d'ajouter que ces conseils si sages sont bien souvent venus à notre aide; nous lui en exprimons ici notre vive gratitude.

RECHERCHES CLINIQUES

SUR LES

MODIFICATIONS DE LA TEMPÉRATURE

ET DU POULS

DANS LA FIÈVRE TYPHOÏDE

ET LA VARIOLE RÉGULIÈRE.

NOTIONS PRÉLIMINAIRES.

Avant d'aborder la partie clinique de ce travail, je crois qu'il est utile de présenter sommairement quelques données physiologiques sur la chaleur et sur le pouls ; il deviendra ainsi plus facile de déterminer leurs variations pathologiques.

Souvent, en effet, une fièvre grave s'annonce par une élévation calorifique de quelques dixièmes de degrés ou une légère altération dans la fréquence du pouls. Ces écarts ne seront sensibles qu'autant qu'on les rapprochera des points fixes qui serviront de terme de comparaison : on jugera donc sinon de la valeur de la fièvre, du moins de son début.

Notre description sera sommaire et portera seulement sur les points principaux ; nous rapporterons ici les notions les mieux définies et les plus admises sur l'état physiologique du pouls au point de vue de la forme et de la fréquence ; sur la chaleur animale, en ce qui concerne ses variations générales ou particulières.

DU POULS PHYSIOLOGIQUE.

VARIATIONS DE FRÉQUENCE. — FORME.

Dans l'état normal les pulsations artérielles qui constituent le pouls sont en nombre variable. La fréquence est un élément mobile dont il faut tenir grand compte en ayant présentes à l'esprit les causes si nombreuses qui peuvent en altérer le rhythme.

Ludwig, Hales, Marey, rangent sous deux chefs principaux les conditions générales qui augmentent ou diminuent le nombre des pulsations :

Tension artérielle. . . .	forte ou faible.
Contraction cardiaque.	énergique ou petite.

Ces états peuvent être isolés ou combinés, de là des effets très-variés et très-différents. Nous n'avons pas à les étudier ici, mais ils nous paraissent expliquer suffisamment les modalités particulières du pouls chez l'homme sain, et rendre un compte exact de l'augmentation ou de la diminution de fréquence dans les circonstances que nous allons énumérer :

1° *Fréquence augmentée.* — On la constate aux deux extrêmes de la vie chez l'enfant et le vieillard; quand la chaleur est très-élevée : climats chauds, saisons chaudes, quand la pression atmosphérique diminue (mal des montagnes); dans certaines attitudes: station debout (Guy, Graves). Les impressions morales agissent aussi dans le même sens.

2° *Diminution de fréquence.* — Au contraire, si l'action du cœur est mieux réglée, si la tension artérielle est forte, le pouls se ralentit. Exemples :

Adultes vigoureux, climats froids, saisons froides, pression atmosphérique augmentée, décubitus dorsal, etc.

Outre les causes générales que nous venons d'indiquer, il

en est d'autres particulières qui sont individuelles et quotidiennes.

Il est admis que le pouls a trois *maxima* et trois *minima* dans l'espace de vingt-quatre heures. Les *maxima* se montrent de cinq à six heures du matin et pendant la digestion.

Voici quelques chiffres qui représentent la fréquence du pouls à tous les âges.

Nouveau-nés. — Elle est variable : Floyer, Haller, Sœmmering donnent les nombres suivants : 134, 140, 130 ; Trousseau a compté 137 dans le premier mois de la vie extra-utérine ; suivant Valleix, de deux à vingt jours l'enfant aurait de 70 à 100 pulsations dans l'état de veille et 87 pendant le sommeil. Grisolle donne la moyenne de 111 de dix à quatre mois. Jacquemier a obtenu 156 au maximum.

Enfance. — Le pouls, dit Becquerel, varie de 110 à 75 de deux à quinze ans.

A partir de cet âge la fréquence diminue encore. L'adolescence représente le terme moyen, car la vieillesse augmente le nombre des pulsations, d'après Leuret, Mitivié, Hourmann et Dechambre.

Dans l'âge adulte la fréquence est comprise entre 60 et 72, il n'est pas rare de trouver de 40 à 60.

Forme graphique du pouls. — Elle est très-variable ; comme la fréquence, elle est soumise à un grand nombre d'influences qui peuvent la modifier dans divers sens, en altérant la tension.

Les tracés A et B ont été pris chez deux jeunes gens d'une forte constitution, dans un état de santé parfaite, le matin vers dix heures et demie.

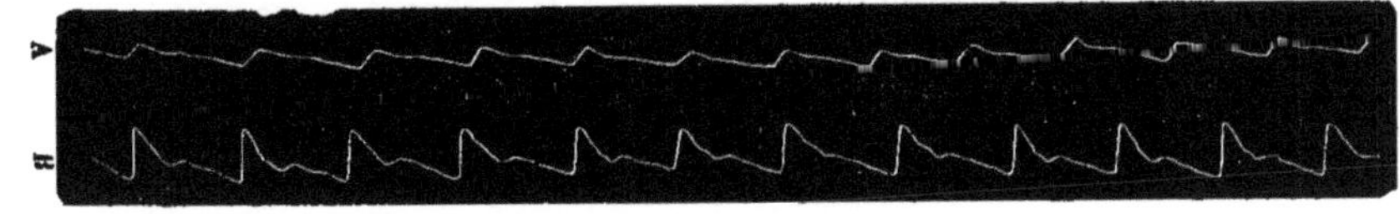

CHALEUR ANIMALE.

Ses variations ne sont pas considérables ; elles ont des limites restreintes; aussi peut-on dire que la fixité est une de ses caractéristiques. Il y a plus, des chiffres semblables ou très-voisins se retrouvent chez l'homme dans des climats différents ou sous des influences tout opposées. Il est difficile de donner un point fixe. Van Swieten, Prévost et Dumas lui assignent 35°, 36 et 39°.— Martine, Davy, Cisholm, Despretz, Gavarret, indiquent des nombres intermédiaires.

Variations générales. — Elles sont en rapport avec le genre de l'alimentation (Martins), la nature des aliments, le milieu ambiant. La chaleur intérieure s'élève quand la température extérieure s'abaisse (W. Edwards, Donders, Marey); au contraire, elle diminue quand le milieu est chaud. Marey explique ces dernières variations par des états différents de tension vasculaire. Si celle-ci diminue, la circulation est plus rapide, le sang se refroidit plus vite, il emprunte d'avantage à la température intérieure qui s'abaisse puisque la source reste constante. Dans des conditions opposées ou de tension forte la déperdition de chaleur par le sang est moins vive, aussi voit-on la température intérieure gagner ce qu'elle ne perd pas et rester à un niveau élevé. C'est là une explication ingénieuse applicable à plusieurs cas particuliers mais qui ne peut devenir une théorie, car elle est trop spéciale.

Mais revenons aux influences susceptibles de faire varier la chaleur animale et terminons ce qui touche les causes générales.

La température s'accroît depuis la naissance jusqu'à l'âge adulte : elle est en rapport direct avec la puissance respiratoire.

Le tableau suivant le montre suffisamment :

Température moyenne de 10 enfants âgés de quelques heures à 2 jours.

34°,75° . . . . . W. Edwards.
35°,06 . . . . . Despretz.

A la naissance, Roger, sur 9 enfants, a trouvé une moyenne de :

	36°,14
De 1 à 7 jours. . .	37°,08
De 4 mois à 6 ans.	37°,11
De 6 à 14 ans. . .	37°,31

Chez l'adulte elle reste à peu près constante.

On observe des *maxima* et des *minima* qui, contrairement à ce qui a lieu pour le pouls ne sont pas sous la dépendance de la digestion ou du sommeil. (Observations de Bœrensprung, Frolich, Lichtenfels). Tandis que William Dyle n'admet qu'un maximum, Bœrensprung en donne deux : l'un, le principal, a lieu entre quatre et six heures du soir, l'autre vers neuf heures du matin. Ce sont :

Maximum du soir. .	37°,48
Maximum du matin.	37°,26
Minimum du soir. .	36°,03
Minimum du matin.	36°,69

Ces minima ont lieu de deux à quatre heures et de cinq à sept heures du matin.

Les températures de dix heures du matin et de six heures du soir représentent assez exactement des moyennes ; ce sont celles que nous donnons en général dans nos observations.

Les constitutions et les tempéraments ne font pas varier beaucoup la chaleur physiologique. Chez les pléthoriques ou chez les anémiques la température est la même (Andral).

Les troubles nerveux peuvent produire des élévations caloriques légères.

Dans la vieillesse la température s'abaisse. D'après W. Edwards, les sexagénaires ont 34° ou 33°. Davy, Roger, ont constaté un abaissement de quelques dixièmes seulement.

Davy n'attribue aucune influence au sexe. Contrairement à cette opinion, Longet pense que la température est plus élevée chez la femme que chez l'homme.

Liebermeister n'accorde aucune action sur la chaleur à l'accélération de la respiration. Il est possible de rencontrer une température plus élevée après des travaux intellectuels, des surexcitations de tout genre. La chaleur est au contraire moins forte dans le sommeil. Enfin la température varie suivant les points du corps. Assez basse aux extrémités, 32°, elle atteint son maximum dans le rectum, la vessie et le vagin, 37°,5 à 37°,8 en moyenne.

Nous ne croyons pas devoir multiplier ces citations, nous ne mentionnons évidemment que celles qui ont un rapport direct avec notre sujet. En terminant, nous ferons remarquer, avec Hirtz, combien sont restreintes les variations thermiques normales, puisque les oscillations se font entre les deux limites extrêmes, 36° et 38°. Au-dessus et au-dessous commence l'état morbide. Ce sera l'état fébrile quand le thermomètre atteindra ou dépassera 38°, ce sera l'algidité quand il descendra au-dessous de 36°.

OBSERVATIONS.

Nous avons cru devoir les résumer aussi brièvement que possible, nous attachant aux phénomènes principaux. La température et le pouls sont donnés à part dans des tableaux spéciaux qui montrent ainsi l'ensemble de la maladie. Les chiffres du matin sont compris sous le titre de rémissions, ceux du soir sous celui d'exacerbations. Les premiers ont le plus souvent été recueillis entre dix heures et demie et onze heures, ceux du soir entre cinq et six heures.

Nous donnons encore un grand nombre de tracés sphygmographiques, tous ceux qui nous ont paru intéressants. Nous les avons choisis dans nos séries en général complètes pour chaque malade. Ils ont été obtenus à l'aide de l'instrument imaginé par Marey. Commode, bien construit, il permet, malgré quelques légères imperfections, d'arriver à des résultats toujours comparables lorsqu'on prend la précaution de régler de la même manière la pression de la plaque d'ivoire qui porte sur l'artère. Le plus ordinairement nous nous sommes attaché à obtenir l'amplitude la plus forte des oscillations du levier, c'est-à-dire l'ascension ou ligne verticale maxima.

Nous nous sommes servi, pour nos recherches thermoscopiques, du thermomètre centigrade de Leyser.

Graphiques de la température et du pouls. — Il est aujourd'hui d'usage de représenter les oscillations fébriles à l'aide de tracés particuliers que l'on nomme courbes thermiques ou sphygmiques. C'est, à notre avis, un procédé excellent qui permet de mettre sous les yeux tout le cycle fébrile. L'évolution morbide est ainsi indiquée dans ses moindres détails et dans son ensemble; c'est un tableau exact de l'observation qui peut se simplifier beaucoup et devenir ainsi plus abordable pour le lecteur. L'importance de ces courbes est telle, que leur seule inspection peut le plus souvent conduire au diagnostic de la classe ou du genre, et quelquefois même de l'espèce. Le clinicien en retirera de grands avantages, à la condition indispensable de les construire régulièrement d'une observation à l'autre.

Nous avons donc adopté cette méthode : nous avons construit les courbes thermiques de toutes nos observations, et nous en donnons toujours l'analyse; mais nous n'avons pas cru devoir les faire reproduire toutes, reculant devant les difficultés matérielles que soulevait cette publication; nous nous sommes contentés de faire représenter les principales, renvoyant le lecteur aux tableaux indiquant l'état du pouls et de la température, qui, eux aussi, peuvent facilement donner une idée de l'ensemble de la maladie tout en indiquant ses détails. Les mêmes motifs nous ont fait supprimer les graphiques indiquant la fréquence du pouls.

FIÈVRE TYPHOIDE.

Première série. — *Forme bénigne.*

Observation Ire. (Saint-Louis, n° 35).

Fièvre typhoïde bénigne. — Etat fébrile à forme rémittente. — Guérison.

Delbart (Léopold) 25 ans, terrassier, né dans le département du Nord, entré à l'hôpital le 11 mars 1868. Tempérament lymphatique, constitution forte. Période initiale de sept jours avec troubles gastriques et nerveux, peu prononcés. Le malade se met au lit le 7 mars. Accidents gastro-intestinaux. — Insomnie. Céphalalgie intense — Rachialgie.

11 mars. — A son entrée, ce jeune homme paraît être atteint d'une fièvre gastrique simple. Ses urines sont légèrement albumineuses.

Le 13. — Vomissement bilieux. — Diarrhée peu abondante. — Epistaxis légère; quelques apparences de taches sur le thorax et sur le ventre.

Les jours suivants, la diarrhée continue; elle est peu abondante : quatre selles en moyenne en vingt-quatre heures.

Le 16. — Taches rosées lenticulaires bien développées, —

Sueurs abondantes. — Toux modérée. — Hyperémie cutanée manifeste. Rien de particulier à noter jusqu'au 23, si ce n'est des sueurs modérées, une anorexie toujours complète et quelques selles diarrhéiques peu considérables chaque jour.

Le 21. — Une portion d'aliments.

Le 23. — Sueurs profuses. — Insomnie.

Du 24 au 27. — Léger frisson quotidien, vers deux heures de l'après-midi, suivi de sueurs.

Le 28. — Urines dites critiques (urates alcalins en abondance). — Appétit. — Deux portions. — Les sueurs restent profuses, jusqu'au 30 mars.

A cette date, les taches ont entièrement disparu ; la convalescence est franche.

Tableau indiquant la température et le pouls avec le jour correspondant de la maladie.

		REMISSIONS.		EXACERBATIONS.	
Dates.	Jours.	Pouls.	Temp. A.	Pouls.	Temp. A.
Mars					
13	13	80	»	80	39
14	14	80	39,4	80	40
15	15	88	39,4	96	40,4
16	16	80	39,1	88	40,2
17	17	80	39,4	92	40
18	18	80	39	96	40
19	19	80	39,2	80	39,6
20	20	76	38,7	84	39,6
21	21	76	38	84	39,8
22	22	84	38	92	40,4
23	23	76	38.4	90	40
24	24	84	37,6	98	40
25	25	72	37,5	112	40,6
26	26	76	37,2	112	40,6
27	27	78	37,4	96	40
28	28	84	37	96	40
29	29	76	37.5	98	39,9
30	30	76	37	94	39,2
31	31	64	36,5	80	38
Avril					
1	32	68	36,8	80	37,6
2	33	64	37	76	37,5
3	34	68	37	72	37,5
4	35	64	36,5	72	37,6

Cette observation montre qu'à l'exacerbation calorifique du soir correspond une élévation dans le nombre des pulsations artérielles. Avec une température élevée, fréquence plus grande du pouls, mais il n'y a pas équivalence.

Courbe thermique. — Elle offre une très-courte période d'état suivie d'un déclin fort intéressant à étudier. Tandis que nous voyons les rémissions du matin s'accuser chaque jour davantage, nous assistons, au contraire, à des exacerbations de plus en plus grandes à partir du 21 mars. Le malade semble être sous le coup d'une véritable fièvre intermittente quotidienne qui ne cesse que dix jours après. Ces accès sont-ils en rapport avec l'alimentation ou bien sont-ils propres à la maladie? La queston nous paraît difficile à résoudre. La seconde opinion nous satisfait davantage, car nous retrouvons souvent ce même phénomène dans d'autres observations dans l'état de diète.

Le pouls a suivi les variations de température; comme elle, il s'exalte le soir au moment des accidents intermittents du déclin. Sa forme est indiquée par les tracés.

N° I. — Douzième jour. — Faible tension et dicrotisme.

N° II. — Vingt-cinquième jour. — Dicrotisme plus considérable. La température atteint son maximum.

N° III. — Tension forte — Pouls lent, spécial à la convalescence. — (34e jour). Les tracés intermédiaires sont sans intérêt.

REMISSIONS.			EXACERBATIONS.		
Temp. axill.	Max. 39°4.	14e jour.	Temp. axill.	Max. 40,7.	25e jour.
	Min. 36,5.	31 —		Min. 37,5.	33 —
Pouls....	Max. 88.	15 —	Pouls....	Max. 112.	25 —
	Min. 64.	31 —		Min. 72.	34 —

Observation II (Saint-Louis, n° 16).

Antoine Mathieu, 29 ans, homme de peine, rue Boissy d'Anglas, 18, né dans l'Aveyron, entre le 15 avril à l'hôpital. Tempérament sanguin. — Constitution très-forte.

Fièvre typhoïde bénigne. — Déclin.

Période initiale mal déterminée par le malade, qui est alité depuis le 9 avril, date correspondant bien probablement au début de la période d'état.

15 avril. — A l'entrée : Troubles gastro-intestinaux modérés. — Céphalalgie peu intense. — Taches rosées lenticulaires assez nombreuses sur la paroi abdominale. — Bronchite légère. — Tremblement marqué des membres supérieurs (cet homme n'est pas buveur). — Rate assez volumineuse. Pas d'albumine dans l'urine. Les jours qui suivent l'entrée, on constate des phénomènes de catarrhe bronchique assez intense, sueurs abondantes.

Le 17. — Une portion d'aliments. La diarrhée disparaît.

Le 25. — Les taches rosées lenticulaires sont presque effacées, la bronchite s'est éteinte.

Le 29. — Convalescence franche.

		RÉMISSIONS.			EXACERBATIONS.		
Dates.	Jours.	Pouls.	Température		Pouls.	Température	
—	—	—	—		—	—	
Avril.			axill^{re}.	rect^{le}.		axill^{re}.	rect^{le}.
15	15	»	»	»	88	39°	39°
16	16	84	38.6	38.6	°0	39.8	39.8
17	17	76	38.4	39	80	40	40
18	18	80	38.3	38.8	84	39.6	39.8
19	19	88	38.6	39	80	39.3	39.4
20	20	76	38.2	38.6	80	39.2	39.6
21	21	68	38.2	38.4	76	38.8	39
22	22	76	37.7	38	68	38.2	38.6
23	23	60	37	37.6	80	38	38.1
24	24	68	37.2	37.4	56	37.2	37.8
25	25	72	37.4	37.8	76	37.8	38.2
26	26	76	38	38.2	76	38.6	38.9
27	24	72	37.6	39 9	72	37.4	38.2
28	28	60	36.9	37 6	80	37.5	37.8
29	29	72	36.5	37.8			

Analyse. — Nous assistons au déclin régulier de cette fièvre typhoïde.

Les divergences sont faibles entre les rémissions et les exacerbations. Le maximum pouls et température se montre le jour de l'alimentation.

Du 24 au 26, le déclin s'interrompt, la courbe thermique se relève pour s'abaisser ensuite d'une façon définitive. C'est un effet probable d'une alimentation plus abondante et d'un changement d'habitudes ; le malade s'est levé, il a pris de l'exercice.

RÉMISSIONS.

Température rectale.	Max.	39°,	17e jour.
	Min.	37.4,	24e jour.
Pouls.....	Max.	84,	18e jour.
	Min.	60,	23e jour.

EXACERBATIONS.

Température rectale.	Max.	40°.	17e jour.
	Min.	37.8,	24e jour.
Pouls.....	Max.	88,	15e jour.
	Min.	56,	24e jour.

Le pouls n'a pas été au delà de 88, il est tombé à 56, le vingt-quatrième jour. (Ce ralentissement est un fait exceptionnel dans la fièvre typhoïde). Ses variations sont comparables à celles de la température.

Forme. — Elle est indiquée dans les tracés.

Le no 1, pris le soir de l'entrée, ligne obliquée tremblée, l'amyostasie du malade s'y trouve ainsi écrite.

N° II. — 18 avril. — Il correspond au maximum de la température. — Dicrotisme sensible.

N° III. — Pouls de la convalescence.

Observation III (Saint-Louis n° 9).

Forme abdominale. — Accidents intermittents du décours simulant une fièvre intermittente quotidienne.

Peters (Jacob), 33 ans, terrassier, né en Belgique, entré à l'hôpita Beaujon, salle Saint-Louis, n° 9, le 10 octobre.

Début de l'affection le 20 septembre, courbature, malaise général, abattement, troubles gastriques avec vomissements et diarrhée.

A son arrivée à l'hôpital cet homme est dans un état d'atonie évident; son pouls est mou, dépressible, peu fréquent. Diarrhée, anorexie. Ses urines laissent déposer des urates de soude et d'ammoniaque en abondance; sueurs profuses le soir. Légère bronchite.

La rate est grosse; le malade a un teint légèrement terreux. Il nous dit qu'il a eu autrefois, à l'âge de 12 ans, des fièvres de marais, en Belgique, son pays natal. — Ipéca 1 gr. 50. Pas de vomissements; plusieurs garde-robes liquides sont obtenues.

Les jours suivants, voici ce que l'on constate invariablement : de midi à deux heures, légers frissonnements; vers quatre ou cinq heures, sueurs abondantes. Cette sudation continue la nuit. — Sudamina et éruption miliaire en abondance. Anorexie complète.

Cette fièvre est abandonnée à elle-même, aucun traitement n'est institué pour la combattre.

20 octobre. La diarrhée a cessé, la fièvre est moins intense, l'appétit revient; alimentation. L'état pyrétique va chaque jours dminuant d'intensité. Le 25 octobre, convalescence franche, les accès ont cessé.

Matin...	Max. T. R.	39°4.	25e jour.		Soir...	Max. T. R.	41°.	25e jour.
	Min. —	37°5.	33 —			Min. —	39°.	35 —
	Max. Pouls	84.	31 —			Max. Pouls	100.	24 —
	Min. —	64.	35 —			Min. —	80.	35 —

Maxima, pouls et température obtenus le même jour aux exacerbations.

Courbe thermique.

Nous croyons que sa forme seule permet de juger la question du diagnostic. Nous avons affaire ici à une fièvre typhoïde dans son décours. La décroissance de la température est évidente d'un jour et l'autre, et bien que l'écart soit considérable entre les températures du soir et du matin, nous pensons devoir néanmoins éliminer l'idée de fièvre intermittente quotidienne en tenant compte des rémissions incomplètes de la température et du pouls, et de la forme de nos tracés sphygmographiques. Notre série est double dans ce cas particulier, c'est-à-dire que, soir et matin, nous prenions la forme du pouls; et bien à l'inverse de ce qui se passe dans les fièvres intermittentes légitimes, la série du matin ne diffère pas sensiblement de celle que nous avons obtenue le soir. Même aspect, même dicrotisme, même tension diminuée; avec cette seule différence que les tracés du soir offrent ces caractères plus nettement accusés.

Nous donnons ici (tracé 1) le type de la double série du 13 au 23. A cette date les caractères changent; ce sont ceux que nous indique le tracé 2.

Nous plaçons à côté comparativement deux tracés obtenus dans une fièvre intermittente légitime.

Tracé n° 3. — Obtenu pendant la période de chaleur (dix-septième accès quotidien).

N° 4. — Apyrexie (dix-septième accès).

Il n'est pas besoin d'insister sur les différences complètes de ces deux formes. Nous y joignons comme autre terme de comparaison la courbe thermique du même malade.

Fièvre typhoïde. — Saint-Louis, n° 9. Accidents intermittents quotidiens dans le décours (Obs. 3).

		RÉMISSIONS.			EXACERBATIONS.		
Jours.	Dates.	Pouls.	T. R.	T. A.	Pouls.	T. R.	T. A.
	Octobre,						
23	13	»	»	»	92	40°8	40°4
24	14	»	»	»	100	40.2	40.2
25	15	80	39°4	39°1	100	41	40.6
26	16	76	38.4	38.2	80	40.4	40.2
27	17	68	38.4	38	80	40.6	40.2
28	18	72	38.8	38.4	80	40.8	40.1
29	19	72	38.4	37.9	88	40.2	39.6
30	20	72	38.2	37.8	88	40.2	39.8
31	21	84	39.2	39	78	39.9	39.4
32	22	»	»	»	88	40	39.5
33	23	80	37.5	37.3	88	40	39.5
34	24	80	37.6	37.2	96	39.9	39.5
35	25	64	37.6	37.2	80	39	38.5

OBSERVATION IV (Sainte Marthe, 48).

Fièvre typhoïde à marche lente. — Forme muqueuse. — Rechute probable.

Berri (Marguerite), 36 ans, domestique, entrée à l'hôpital le 31 mars. Constitution faible; tempérament lymphatique. Début de la maladie vers le 20 mars. — Courbature. — Embarras gastrique. — Bronchite simple, céphalalgie, diarrhée.

1er avril. A son arrivée, on constate de l'adynamie avec les symptômes que nous venons d'indiquer, une fièvre vive et des urines albumineuses.

Le 4. Taches rosées lenticulaires en petit nombre.

La diarrhée, la bronchite diminuent, la céphalalgie se calme.

Le 5. Diarrhée très-forte; la malade a eu pendant la nuit de sept à huit selles. Mais les jours suivants l'état de cette femme s'améliore.

Le 12. Les taches rosées ont disparu.

Le 19. Constipation, l'urine est un peu acide, la chaleur y détermine un abondant précipité de carbonates et de phosphates calcaires.

Le 22. Malaise général, anorexie, embarras gastrique avec constipation, respiration normale. — Huile de ricin, 16 gr.

Le 24. Même état; insomnie, vomissement glaireux. Il n'y a eu aucune modification dans cette situation jusqu'au 28 avril.

A cette date l'appétit à reparu, le sommeil est revenu. — Alimentation, une portion.

2 Mai. Frisson assez intense vers deux heures de l'après-midi, suivi de sueurs abondantes.

Le 3. Même état. Sulfate de cinchonine, 1 gr.

Les jours qui suivent l'état s'améliore, mais cette femme est atteinte d'un catarrhe utéro-vaginal très-abondant: elle rend en même temps des urines purulentes. On lui prescrit des injections astringentes, du vin diurétique. Bientôt ces phénomènes disparaissent, elle cesse de perdre en blanc, les urines redeviennent normales.

Elle quitte l'hôpital le 15 mai en pleine convalescence.

Dates.	Jours.	REMISSIONS. Pouls.	T. axillaire.	PAROXYSMES. Pouls.	T axillaire.
Avril					
4	15	100	40°8	112	40°3
5	16	84	37,5	96	39,2
6	17	88	38,8	84	39,4
7	18	88	38,5	96	40,1
8	19	96	38,6	84	39
9	20	84	38	96	39,4
10	21	80	38	100	39,6
11	22	84	37,4	96	39,2
12	23	80	37,2	88	39,2
13	24	80	37,1	92	37,8
14	25	80	37 4	..	..
15	26	..	..	88	37,8
16	27	84	37	84	37,6
17	28	80	37	84	37,6
18	29	100	36,7	88	37,8
19	30	80	36,4	100	37,8
20	31	96	38	112	39,2
21	32	104	38,6	112	39
22	33	112	39,8	120	40,2
23	34	104	39,1	112	39,4
24	35	108	39,5	108	40,1
25	36	108	39,4	108	40,2
26	37	104	38,5	112	40
27	38	92	38,8	116	40,4
28	39	104	39,4	104	39,6
29	40	88	39,2	100	39,4
30	41	76	38	96	39,4
Mai					
1	42	100	39,7	100	40
2	43	95	39,6	96	..
3	44	92	39,5	..	39,4
4	45	92	38,6	100	39,4
5	46	100	38,4	96	38,5
6	47	88	38,2	108	39,4

Maxima
Exacerbations.
T. A. P.
40°3. 15ᵉ jour 120. 33ᵉ jour

Minima
Exacerbations.
T. A. P.
37°6. 27ᵉ jour. 84 27ᵉ jour.

Maximum
Remissions.
T A. P.
40°8. 15ᵉ jour 112. 33ᵉ jour.

Minimum
Remissions.
T A. P.
36°4. 30ᵉ jour. 80 30ᵉ jour.

De l'aspect de la courbe thermique :

On peut conclure que la malade arrive dans les salles à la fin de la période d'état; nous assistons à la période de déclin vers le 8 avril. Celle-ci est lente, sans autre caractère particulier que les grandes exacerbations et rémissions ordinaires jusqu'au soir du 20 avril où nous constatons une nouvelle période d'augment. Est-ce là une rechute, doit-on attribuer ce nouvel état au développement des catarrhes vésical et utérin? Nous posons la question sans la résoudre; cependant nous inclinerions volontiers vers la première hypothèse, malgré l'absence complète d'albumine dans l'urine, quoiqu'il n'y eût pas de diarrhée ou de taches, à cause de l'état thermique de la forme même de la courbe et de l'état du pouls. — La chute rapide du 5 avril doit être attribuée à la diarrhée intense qui s'est montrée dans la nuit précédente.

Dans la rechute, à la suite de la période d'augment, nous voyons une décroissance qui correspond au 3 mai. La malade prit à cette date 1 gr. de sulfate de cinchonine. Ce médicament lui fut administré trois jours de suite à la même dose.

La forme du pouls se trouve indiquée par nos tracés.

Le numéro 1 indique un pouls petit et de tension faible. — Les jours suivants la forme se modifie graduellement pour prendre celle que représente le numéro 2. Pouls ralenti avec tension forte. Le 21, au moment de la recrudescence, la fréquence augmente, la tension se maintenant; le 23, le dicrotisme reparaît (numéro 3). Les jours qui suivent, les caractères sont à peu peu près les mêmes, le décrotisme tend à disparaître; le 3 mai il a entièrement disparu (tracé 4). Nous donnons le tracé 6 obtenu le lendemain, après l'usage du sulfate de cinchonine; les caractères de tension ont manifestement changé.

Observation V.

Fièvre typhoïde. — Forme muqueuse. — Intensité faible.

Marie Castillon, 23 ans, passementière, née dans l'Aube, entre le 28 octobre à l'hôpital Beaujon, salle Sainte-Marthe, n° 50.

Cette femme, d'un tempérament lymphatique, d'une assez forte constitution, accouche le 3 octobre : ses suites de couches sont régulières; elle quitte l'hôpital le 16 octobre, encore assez mal portante.

Du 15 au 28. Etat de santé fort médiocre.

Le 28. A son arrivée, on constate les phénomènes habituels du début de la fièvre typhoïde, avec urines légèrement albumineuses; sueurs abondantes; diarrhée modérée; quelques râles sibilants dans les deux poumons; taches rosées lenticulaires peu nombreuses.

Le 30. Epistaxis utérine peu abondante. Les jours suivants, sueurs toujours profuses; développement de nombreux sudamina; abattement plus marqué; incontinence d'urine et de matières fécales; langue toujours humide, couverte d'un très-léger enduit blanchâtre.

9 novembre. Diarrhée plus abondante; insomnie; nouvelle poussée de sudamina très-confluente; les taches ont disparu; toux plus fréquente.

Le 11. Contre la diarrhée on donne à cette malade 4 grammes d'oxyde blanc de zinc.

Le 15. Ce médicament est remplacé par le bismuth. Malgré cela, la malade a toujours de trois à quatre selles abondantes par vingt-quatre heures.

Le 19. Etat satisfaisant. Plus de diarrhée, plus d'incontinence, d'urine ou de matières fécales; une portion d'aliments.

Les jours suivants, convalescence franche interrompue par une phlébite crurale droite qui disparaît le 3 décembre.

T. Maxima	Maximum des pulsations.
41° 1	128
T. Minima	Minimum.
37,3	68

Courbe thermique. — Deux périodes. La première nous indique que notre malade nous arrive dans la période d'état. La température oscille entre 39° 5 et 41° 1. La deuxième commence du 4 au 5 novembre, c'est le déclin confirmé avec écart considérable entre les rémissions et les exacerbations. Il est facile de voir que la courbe baisse de niveau tout en présentant des élévations quotidiennes sérines très-accusées. Il y a réellement des excès quotidiens intermittents. Recrudescence du 13 au 14, en rapport avec une diarrhée très-abondante.

Pouls. — Il n'y a pas correspondance exacte entre sa fréquence minima ou maxima et le minimum et le maximum de la température; cependant la coïncidence est bien près de se faire. Ses variations générales sont de tout point comparables aux variations thermiques; courbe de même forme.

Nous n'avons pas pris régulièrement les tracés sphymographiques chez cette malade Ceux que nous avons obtenus sont sans caractères spéciaux.

Dates.	Jours.	REMISSIONS. Pouls.	T. A.	PAROXYSMES. Pouls.	T. A.
—	—	—	—	—	—
Octobre					
29	14	116	40°2	116	40°6
30	15	92	40	100	40,8
31	16	100	39,7	116	40,6
Novembre					
1	17	104	39,6	106	40,4
2	18	104	40,6	116	40,8
3	19	104	40	116	40,7
4	20	108	40,2	120	41,1
5	21	108	40,6	120	40,8
6	22	100	40,2	123	40,8
7	23	100	39,2	108	40,5
8	24	104	39,6	116	40,4
9	25	92	38,4	112	40,2
10	26	92	38,1	104	39,8
11	27	84	38	112	39,4
12	28	96	37,4	»	»
13	29	84	38,6	96	38,6
14	30	84	38,6	100	39,2
15	31	84	37,4	108	38,6
16	32	72	37,5	88	38,6
17	33	80	37,6	84	38,4
18	34	84	37,6	80	38,2
19	35	68	37,4	88	38,2
20	36	76	37,4	80	37,8
21	37	76	37,8	92	38,6
22	38	68	37,6	100	38,1
23	39	80	37,6	80	38,1
24	40	76	37,7	84	38,8
25	41	84	37,8	88	38
26	42	84	37,6	100	38,4
27	43	76	»	92	37,8
28	44	80	37,3	96	38,2

Max. Rémissions.
P. 116. 14e j. T. 40°6. 21e j.

Max. Exac.
P. 120. 20e j. T A. 41°1 20e j.

Minim. Rémissions.
P. 68. 35e j T. A. 37°3. 44e j.

Minim. Exac.
P. 80. 34e j T. A. 37°8. 36e j.

Observation VI.

Fièvre typhoïde bénigne. — Forme muqueuse.

Piot Ernest, 21 ans, crémier, entre à l'hôpital, salle Saint-Louis, n° 32, le 30 septembre. Tempérament sanguin. Constitution forte.

Début le 25 septembre 1868. — A son arrivée, le 30 septembre, on constate les symptômes ordinaires d'une fièvre typhoïde simple. Ils sont remarquables, du reste, par leur faible intensité. Quelques traces d'albumine dans l'urine, traces d'acide urique, taches rosées lenticulaires très-confluentes. — Purgatif salin. Diète non absolue (bouillon, potages, vin). Rien à noter les jours suivants, deux à trois selles en vingt-quatre heures. Peau sèche, amaigrissement progressif.

Le 14 octobre. Une portion d'aliments.

Le 18. Disparition complète des taches.

Le 20. Convalescence bien franche, trois portions d'aliments.

Température......	Max. 40°8, 15e jour. Min. 37°3, 27e jour.
Fréquence du pouls.	Max. 96, 6e et 15e jour. Min. 72, 19e jour.

Le pouls conserve sa fréquence malgré un abaissement notable de la température. La forme du pouls est indiquée par les tracés 1 et 2 qui correspondent au jour d'entrée et à une température élevée voisine du maximum. Tableau thermique. Il ne comprend que les exacerbations ; malgré cela il est facile de voir qu'il se compose de l'état et du déclin, le premier oscille entre 40° et 40° 8, le second est rapide et court, il n'offre que six jours.

		Exacerbations.				Exacerbations.	
Dates.	Jours.	Pouls.	T. A.	Dates.	Jours.	Pouls.	T. A.
Septembre, 30	6	96	40°4	11	17	84	40°6
Octobre, 1er	7	88	40.4	12	18	84	39.2
2	8	88	40	13	19	72	38.7
3	9	88	40.2	14	20	80	38.4
4	10	88	40.2	15	21	84	38.3
5	11	88	40.7	16	22	76	37.7
6	12	84	40.2	17	23	84	38
7	13	92	40.6	18	24	80	37.8
8	14	84	40.6	19	25	80	37.6
9	15	96	40.8	20	26	80	37.6
10	16	92	40.6	21	27	88	37.3

Observation VII. (Sainte-Marthe n° 38.)

Forme muqueuse simple. — Varioloïde consécutive. — Guérison.

Sylvie Cardon, 18 ans, domestique, née dans la Somme, entre à l'hôpital Beaujon, salle Sainte-Marthe, n° 38, le 30 septembre. Elle est d'une forte constitution, et d'un tempérament sanguin.

Début de l'affection le 21 septembre. A son entrée, nous notons les symptômes ordinaires d'une fièvre typhoïde simple, à forme abdominale, avec rate tuméfiée, taches rosées lenticulaires très-nombreuses. Urine albumineuse, quelque peu d'acide urique, bleu en abondance; sueurs profuses.

Rien de particulier à signaler les jours suivants : la malade a des sueurs très-abondantes, elle est couverte de sudamina; chaque jour elle a de deux à trois selles diarrhéiques; la langue reste humide et saburrale, l'appétit est nul.

Alimentation, le 12 octobre.

Le 15. Plusieurs gros furoncles apparaissent à la fesse droite.

Le 18. Les taches ont disparu, la diarrhée également.

Constipation rebelle du 18 au 24.

Les sueurs restent abondantes.

Eruption de soixante à quatre-vingts papules de variole, le 23 octobre.

Les jours suivants, l'éruption se développe, l'état général est satisfaisant.

Le 29. Convalescence franche.

ANALYSE.

Température.	Max. 40°4.	Pouls.	Max. 116.
	Min. 37°4.		Min. 80.

Courbe thermique. — Bien que très-simplifiée, cette courbe peut nous donner d'utiles renseignements. Elle commence à la période d'état, et nous montre sa dernière fraction. Survient le déclin le 6 octobre, il est régulier et lent jusqu'au 15. Du 15 au 22, la courbe est manifestement ascensionnelle; le lendemain 23, la descente s'effectue : la maladie intercurrente, la varioloïde si discrète nous est décrite ici dans ses phases principales; l'invasion sourde, traînante au début, devient rapide deux jours avant l'apparition de l'éruption, la température dépasse 40°, et après un mouvement fébrile aussi intense, nous voyons apparaître soixante pustules à peine.

Ce fait nous paraît bien suffisant pour prouver la sensibilité de la courbe thermique, et son importance pour le diagnostic et le pronostic.

Pouls. — Ses variations sont de tout point comparables à celles de la température. Comme cette dernière, il présente une période ascensionnelle correspondant à l'invasion variolique : c'est alors qu'il atteint son maximum de fréquence. Ainsi donc sa seule exploration méthodique pouvait faire prévoir l'affection intercurrente, et devait faire réserver le pronostic tout aussi bien que l'examen thermoscopique; mais l'affirmation devient plus évidente, quand, mettant ces deux éléments de l'état fébrile en présence, on vient à constater leurs déviations parallèles.

Fièvre typhoïde. — Varioloïde consécutive. — Température axillaire du soir.

		Exacerbations.				Exacerbations.	
Dates.	Jours.	Pouls.	T. A.	Dates.	Jours.	Pouls.	T. A.
Octobre,							
1	11	104	40°4	15	25	92	38
2	12	108	40.4	16	26	104	38.4
3	13	104	40.2	17	27	100	38.5
4	14	96	40.1	18	28	104	38.6
5	15	100	»	19	29	104	38.5
6	16	100	40.4	20	30	100	38.5
7	17	100	39.8	21	31	108	40
8	18	96	39.6	22	32	116	40.2
9	19	86	38.9	23	33	116	39.7
10	20	96	38.6	24	34	100	38.7
11	21	88	38.6	25	35	100	38
12	22	92	38.4	26	36	80	37.6
13	23	96	37.8	27	37	88	37.6
14	24	84	38.2	28	38	84	37.4

TRACÉS SPHYGMOGRAPHIQUES (Fièvre typhoïde)

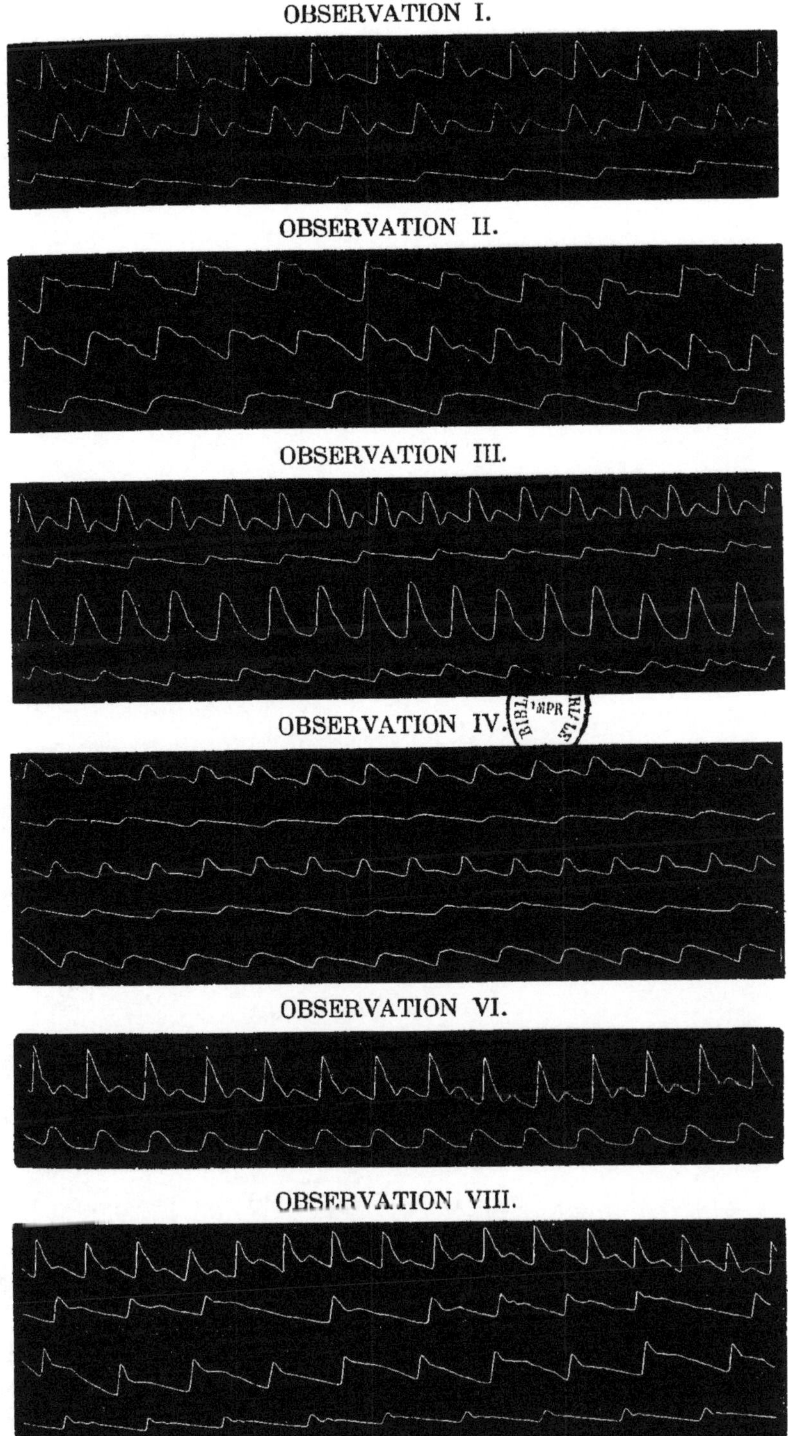

TRACES SPHYGMOGRAPHIQUES (Pierre [illegible])

OBSERVATION I.

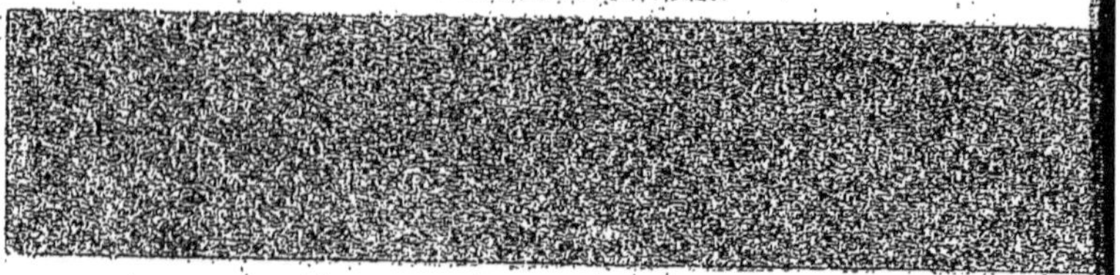

OBSERVATION II.

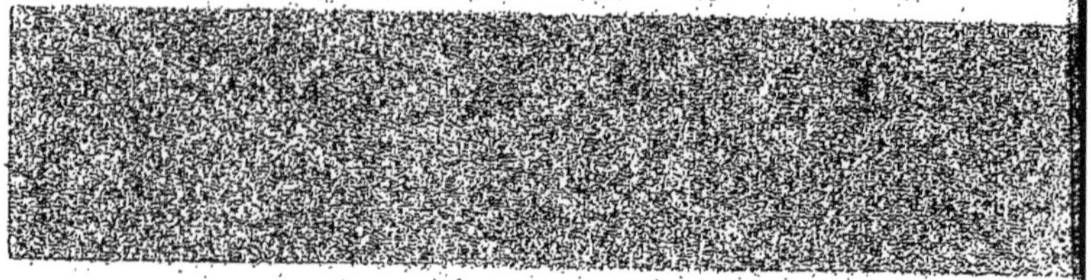

OBSERVATION III.

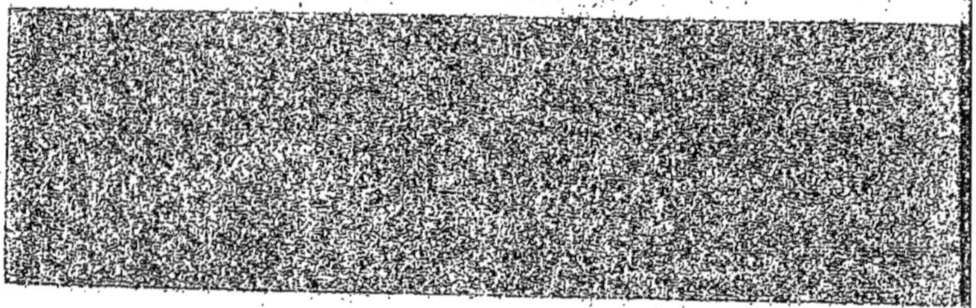

OBSERVATION IV.

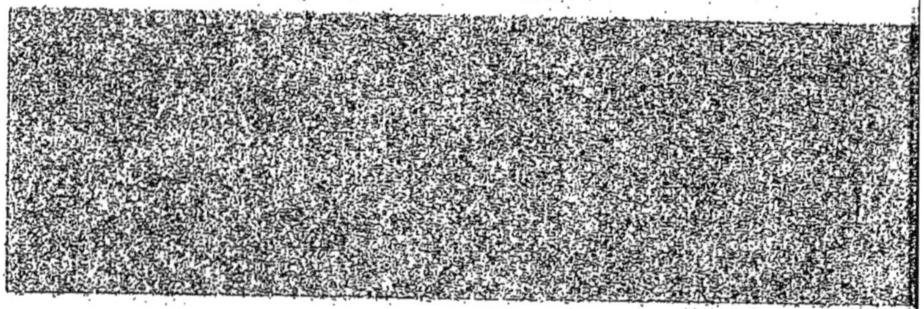

OBSERVATION V.

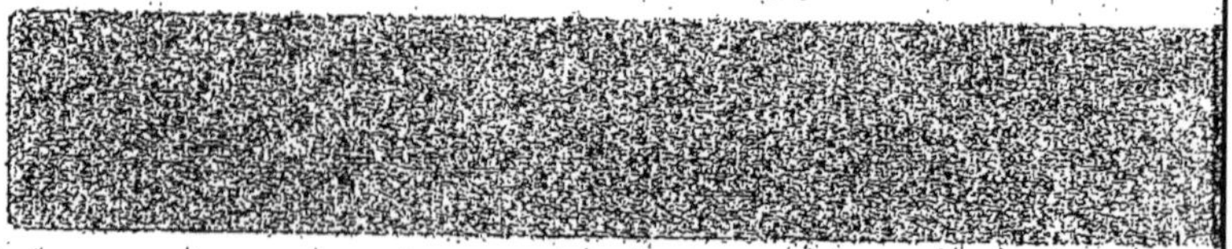

OBSERVATION VIII.

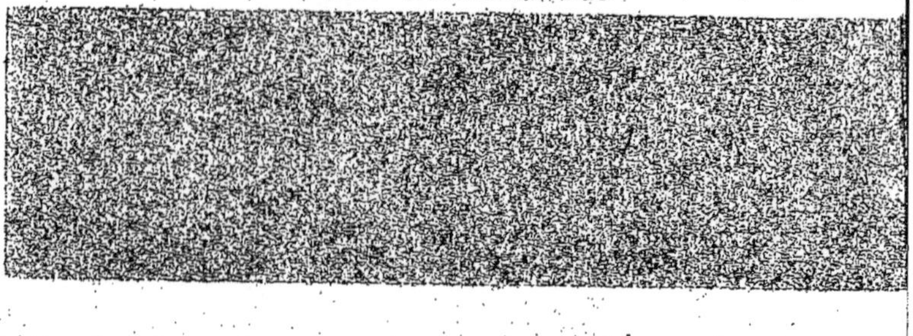

Deuxième Série. — *Intensité moyenne.*

Observation VIII (salle Saint-Louis, n° 33).

Forme adynamique. — Intensité moyenne. — Guérison.

Lambroschini (Joseph), 18 ans, garçon épicier, né en Corse. entre le 19 novembre salle Saint-Louis, n° 33. Tempérament sanguin, constitution moyenne.

Début de l'affection le 5 novembre : le malade est alité depuis le 9. Symptômes ordinaires de l'invasion de la fièvre typhoïde. Diarrhée le 7 novembre.

A son entrée, on constate : embarras gastrique bien marqué, stupeur légère, bronchite; apparences de taches rosées lenticulaires. Urine albumineuse; insomnie; diarrhée modérée.

Le 12 novembre. Taches rosées bien développées. Ipéca, 1 gr. 50.

Le 13. Délire professionnel, agitation, soubresauts de tendons, insomnie; toux avec expectoration séreuse, diarrhée très-légère. Congestion intense de la peau.

Le 14. Même état, diarrhée plus forte. Teinture de digitale, 2 grammes.

Le 15. Affaiblissement notable; incontinence d'urine et de matières fécales, moins d'agitation.

Le 19. La diarrhée continue, l'intelligence est affaiblie. Congestion pulmonaire du côté droit, assez considérable ; nouvelle éruption de taches rosées.

Le 20. La dose de digitale est diminuée de moitié (1 gr.). Alimentation.

Le 23. Le délire est moindre; les taches tendent à disparaître.

Le lendemain 24, à la visite du matin, M. Gubler, trouvant le malade anémié avec les pupilles larges, après une nuit agitée, lui prescrit l'*illico* (alcool, 50 gr.).

Le 25. Etat satisfaisant. Le délire a disparu.

Le 17. Les taches ne sont plus appréciables. L'alcool est continué jusqu'au 4 décembre. Convalescence régulière; l'intelligence reste affaiblie.

Le 4 décembre. Etat satisfaisant. L'hébétude a fait place à un état intellectuel normal.

ANALYSE.

Température.	Max. 41°.	Pouls.	Max. 112.
	Min. 37°2.		Min. 56.

Les minima seuls correspondent.

Courbe thermique. Elle nous montre la fin de la période d'état et le déclin. La première, comprise entre 40° 2 et 41°, se terminant le 16. Le dernier d'abord, fort régulier, offre une légère ascension du 20 au 21, en rapport avec l'alimentation.

La chute se fait de nouveau; mais, le 24, la courbe s'élève après l'administration de l'alcool; bientôt elle s'abaisse d'une façon définitive en présentant les grandes oscillations terminales.

Pouls. Sa fréquence est en rapport avec les variations thermiques. Les déviations se correspondent exactement.

Nous donnons ici quelques-uns des principaux tracés de notre série.

1° 11 novembre, jour de l'entrée. Le pouls garde cette forme jusqu'au 23 novembre, avec des nuances très-faibles, dues à la fréquence plus ou moins grande.

2° Le 23. Pouls de tension avec intermittences. L'effet de la digitale, jusque-là insensible, commence à se montrer.

3° Le 30. Mêmes intermittences, moins longues que dans le précédent, et cependant le malade ne prend que de l'alcool depuis le 13. C'est là, nous le croyons, le pouls inégal du début de la convalescence.

4° 1er décembre. Convalescence franche. Pouls petit, régulier, ec tension forte.

		RÉMISSIONS.			EXACERBATIONS.		
Dates.	Jours.	Pouls.	T. R.	T. A.	Pouls.	T. R.	T. A.
Novembre,							
11	7	»	»	»	100	40°4	39°8
12	8	108	40°4	40°3	»	»	»
13	9	92	40.2	40	104	41	40.6
14	10	112	40,4	40.2	84	41	40.4
15	11	96	40.2	40	88	40.6	40
16	12	92	40.4	40	100	40.6	40
17	13	88	40	40	88	40.4	40.1
18	14	76	39.6	39.2	80	40.1	»
19	15	76	39.2	39	80	39.6	39.2
20	16	76	38.9	38.8	72	39.6	39.1
21	17	80	39.4	38.8	72	39.9	39.6
22	18	72	39	38.4	72	39.2	38.6
23	19	60	38.6	38	60	39.2	38.9
24	20	52	38	37.6	72	39.4	38.8
25	21	76	38.8	38.2	72	40	39.8
26	22	72	38.2	37.4	68	39.8	39.4
27	23	60	37.8	37.6	72	39.4	39.4
28	24	72	39.6	39.1	72	40	39.6
29	25	56	37.4	36.9	76	39.4	39.2
30	26	60	38.4	»	68	39.2	38,6
Décembre							
1	27	60	37.8	37.4	68	38.6	38.4
2	28	76	38.2	38	68	39.2	38.7
3	29	56	37.2	36,8	64	38.2	38,4

Rémissions.		Exacerbations.	
Températ. rectale.	Max. 40°4, 8e, 12e jour. Min. 37.2, 29e jour.	Températ. rectale.	Max. 41°, 9e, 10e jour. Min. 38.2, 29e jour.
Pouls.....	Max. 112, 8e jour. Min. 56, 29e jour.	Pouls.....	Max. 104, 9e jour. Min. 60, 19e jour.

Observation IX.

Fièvre typhoïde adynamique. — Forme muqueuse.

Batter (Léon), 18 ans, garçon charbonnier, né dans le Tarn-et-Garonne, entre le 14 mars à l'hôpital. Tempérament lymphatique. Constitution moyenne. Ce jeune homme, qui habite Paris depuis trois mois seulement, tomba malade le 6 mars.

Le soir de son arrivée, nous constations l'état suivant : Abattement, somnolence. Troubles gastro-intestinaux assez violents; céphalalgie, bronchite légère, congestion marquée des téguments. Urines albumineuses, contenant une faible portion d'acide urique.

Le 16. Langue épaisse, rouge sur les bords, saburrale au centre.

Le 17. Urines contenant une plus grande quantité d'albumine et d'acide urique. Expectoration abondante de crachats séreux aérés.

Le 20. Congestion pulmonaire très-marquée des deux côtés. Apparition de quelques taches rosées lenticulaires.

Le 22. La diarrhée est toujours très-modérée, mais l'abattement est plus grand, l'intelligence est obtuse, surdité assez forte.

Le 27. Même état. L'albumine paraît augmenter dans l'urine. Il y a moins d'acide urique.

Tels sont les phénomènes principaux que nous observons jusqu'au 4 avril.

A cette date, l'ensemble des symptômes que nous venons d'énumérer a beaucoup diminué d'intensité. La sueur se montre avec les sudamina; les taches rosées ont disparu.

6 avril. Appétit. Etat général très-bon; 1 portion d'aliments.

Le 12. Pleurodynie gauche, assez forte; elle disparaît le 14.

Le 23. Convalescence franche.

EXACERBATIONS.

Température rectale.	Max.	41°, 14e, 17e, 25e jour.
	Min.	38.2, 45e jour.
Pouls.	Max.	104, 21e, 22e, 34e jour.
	Min.	64, 36e jour.

RÉMISSIONS.

Température rectale.	Max.	41°, 15e jour.
	Min.	37.4, 32e jour.
Pouls.	Max.	100, 43e jour.
	Min.	64, 36e jour.

Analyse. Cette observation est remarquable à plus d'un titre. C'est un exemple de fièvre lente, continue, avec rémissions peu marquées. La période d'état est de longue durée, puisqu'elle comprend près de trois septenaires (15 mars au 5 avril). La température se montre élevée, puisqu'elle est comprise entre 39° 5 et 41°.

La décroissance se fait brusquement du 4 au 7 avril; les rémissions y sont sensibles. Elle offre également une longue durée. Signalons encore la particularité suivante qui nous paraît importante : au quarante-cinquième jour de la maladie, alors que la convalescence était bien franche, la température du soir dépassait de 4 dixièmes de degré la température normale.

Le pouls, dont nous examinerons tout à l'heure les caractères, n'a jamais été au delà de 104 pulsations.

On le voit augmenter de fréquence quand la température s'élève, mais il n'y a pas de rapport proportionnel. Au quarante-septième jour, il est encore le matin à 92; il ne devient normal, au point de vue de la fréquence, que le 15 mai (68), deux mois après l'entrée.

L'alimentation (6 avril, trente-unième jour de maladie) ne paraît avoir eu aucune influence sur l'état du pouls ou sur la température.

Le tracé n° 1 donne la forme du pouls à l'entrée. Tension faible. Dicrotisme marqué, impulsion forte (15 mars, neuvième jour de maladie). Ce même aspect, légèrement modifié, se retrouve dans tous les tracés jusqu'au 8 avril, trente-troisième jour. Nous observons une diminution graduelle de la ligne verticale; l'impulsion faiblit, le pouls tend à devenir ondulant à mesure que sa tension augmente.

Le tracé n° 2 (8 avril, trente-troisième jour) est une sorte de moyen terme entre la forme de la période d'état et celle de la convalescence n° 3 (15 mai, plus de deux mois après le début de la fièvre typhoïde.)

Dates.	Jours.	REMISSIONS. Pouls.	Temp. axill.	Temp. rect.	EXACERBATIONS. Pouls.	Temp. axill.	Temp. rect.
Mars							Bouche
15	9	96	41°	40°9	96	40°	39°9
16	10	80	39,9	»	84	40,4	»
17	11	88	»	»	92	40,2	»
							Rectum
18	12	80	39,5	»	80	40	40,5
19	13	92	39,5	40,1	88	40	40,4
20	14	92	40	40,4	88	40,5	41
21	15	88	40,6	41	96	40,4	41
22	16	96	39,8	40	92	40,6	40,8
23	17	96	40,6	40,6	96	40,8	41
24	18	90	40,3	40,6	98	40,4	40,9
25	19	88	40	40,3	104	40,4	40,8
26	20	92	40	40,4	98	40,2	40,6
27	21	90	39,4	39,9	104	40,2	40,4
28	22	88	39,6	39,8	104	40,2	40,6
29	23	88	39,9	39,5	»	40,6	40,6
30	24	94	39,5	40	100	40,8	40,8
31	25	98	40,6	40,5	100	40,8	41
Avril							
1	26	104	40,4	40,4	100	40,6	40,6
2	27	96	39,7	39,9	96	40,5	40,5
3	28	84	39,3	39,6	96	40,4	40,6
4	29	88	»	40,2	95	40,6	40,8
5	30	88	39,6	39,7	104	40,2	40,4
6	31	84	38,3	38,4	92	39,3	39,4
7	32	84	37,3	37,4	100	39,2	39,2
8	33	96	38,1	38,2	100	39,4	39,1
9	34	88	37,7	38	104	38,8	38,8
10	35	88	38	38	88	39,4	39,4
11	36	64	38,2	38,2	80	39	39,4
12	37	80	37,8	38,2	92	39,6	39,4
13	38	96	38	38	92	39,3	39,3
14	39	80	37,7	37,6	100	39	39
15	40	76	37,7	37,6	»	»	»
16	41	»	37,7	37,7	88	38,4	38,8
17	42	»	37,4	37,6	104	39,4	39,7
13	43	100	37,6	37,6	92	39,2	39,3
19	44	92	37,7	37,9	96	38,4	38,6
20	45	92	38	37,5	84	38,2	38,2
21	46	92	37,4	37,8	»	»	»
22	47	92	37,4	37,8	»	»	»

Observation X (Saint-Louis, n° 33).

Fièvre typhoïde adynamique. — Moyenne intensité. — Forme muqueuse. — Guérison.

Squeri (Joseph), 21 ans, maçon, né en Italie, entre le 15 avril 1868 à l'hôpital Beaujon. Constitution faible. Tempérament sanguin. Il est malade depuis le 9 avril. Il eut à cette époque de la courbature, du malaise général, de la céphalalgie et quelques frissonnements. Santé habituelle bonne; il est à Paris depuis onze mois.

État à l'entrée : Abattement, station debout difficile, tremblement continuel des extrémités supérieures Troubles gastro-intestinaux avec légère diarrhée. Insomnie. Douleur cervicale postérieure assez vive. Rachialgie. Bronchite légère. Taches bleues confluentes sur le haut des cuisses et la paroi abdominale antérieure ainsi que sur les bras. Urines fortement albumineuses avec indigose urinaire également abondante. Rate un peu grosse. Cet état est le même jusqu'au 17 ; nous signalerons seulement un vomissement la veille, le 16 avril.

Le 17. Taches rosées lenticulaires, sueurs abondantes.

Le 18. Langue très-sèche. Fuliginosités sur les gencives. Diarrhée très-forte. Huit selles en vingt-quatre heures. Toux modérée.

Le 20. Nouvelle éruption de taches rosées. Sueurs profuses. Vomissement.

Le 22. Langue rôtie. Dix selles diarrhéiques. Sueurs. Torpeur intellectuelle. Bronchite plus intense.

Les symptômes diminuent les jours suivants.

Le 26. État assez bon. Amyostasie considérable. Les taches sont effacées. La bronchite, les sueurs et la diarrhée ont disparu.

Le 29. Éruption nouvelle de taches rosées lenticulaires.

Le 30. Diarrhée. Congestion pulmonaire, surtout marquée à droite. Chute brusque de la température.

1er mai. Le malade va mieux. Appétit, langue humide, selle normale ; les taches ont disparu ; le tremblement des membres supérieurs persiste. — 1 portion d'aliments.

Le lendemain, retour des selles diarrhéiques jusqu'au 6 mai.

A cette date : urines contenant peu d'albumine, mais alcalines.

Le 8. Le malade va bien, il n'a plus de troubles gastro-intestinaux.

Traitement. Expectation. Compresses d'eau fraîche sur le ventre et sur le front. Quelques lavements émollients le soir quand les selles étaient fréquentes. Bouillons et potages. Vin étendu d'eau du 15 avril au 1er mai.

Réflexions. — Ici deux périodes bien indiquées : état, déclin toutes deux assez longues.

Dans la première, qui va jusqu'au 29 avril la température

est élevée et comprise entre 41°2 et 38°8. Rémissions quelquefois brusques d'une observation à l'autre. Dans la seconde, les rémissions sont franches, très-accusées. L'écart entre la température du soir et celle du matin est considérable. Oscillations très-divergentes.

On peut observer que les deux tracés de température axillaire et rectale ont la même forme et se suivent régulièrement.

Signalons une chute considérable, près de 1°5 dans la température rectale du 18 mai ; elle est due à la particularité suivante : une heure avant l'examen le malade avait pris un lavement froid.

Du 11 au 16 mai. Légère exacerbation dans les phénomènes calorifiques, due peut-être à une alimentation plus abondante.

Pouls. — Fréquence maxima 100°, minima 60°. Le premier chiffre coïncide avec une température élevée, 39°9 le matin, 40°6 le soir ; le deuxième avec une température du matin assez basse, 37°4.

Max. Pouls	100 le matin,	96 le soir.	Temp. générale	Max. 41°2.
Min. —	60 —	72 —		Min. 37.

Forme du pouls. — Elle est indiquée par les tracés 1, 2, 3 et 4.

N° 1. Il correspond à la température la plus élevée et représente l'état du pouls du 17 au 30 avril.

N° 2. 30 avril. Chute de la température, forme nouvelle du pouls, qui diminue de fréquence et augmente de tension.

N° 3. 8 mai. La forme du pouls change, de plein qu'l était jusqu'alors, il devient mou et irrégulier. Cette forme alterne assez habituellement avec celle qui est indiquée par le tracé n° 2, jusqu'au 16 mai, terme de l'observation.

N° 4. 16 mai.

Nous pensons que ces modifications sont en rapport avec une manière d'être nouvelle de l'organisme due à l'alimentation.

Dates.	Jours.	REMISSIONS. Pouls.	T. A.	T. R.	EXACERBATIONS. Pouls.	T. A.	T. R.
Avril.							
15	7	»	»	»	88	40°8	40°8
16	8	88	40°6	40°6	88	40.6	40.6
17	9	92	40.4	41	80	41	41.2
18	10	88	40.2	40.6	92	40.8	39.4
19	11	84	40	40.6	88	40.4	40.4
20	12	88	39.8	40.2	84	40.4	40.2
21	13	72	40.2	40.4	84	40.6	40.6
22	14	76	39.8	40	88	40.2	40.6
23	15	84	40.4	40.8	80	40.8	41
24	16	84	39.8	39.2	96	40	40.3
25	17	88	39.2	39.9	76	39.8	40
26	18	100	39.6	38.8	84	40.4	40 6
27	19	80	»	39.4	80	39.2	39.4
28	20	68	39.2	40	80	40.2	40.3
29	21	88	40	38.6	92	40.2	40 8
30	22	76	38 4	38.4	84	39.6	40
Mai.							
1er	23	72	38	38 4	84	40	40
2	24	84	38.3	38.4	92	39.4	39.7
3	25	88	38.3	38.4	96	40.2	40.2
4	26	72	38.1	38.1	92	40	40.4
5	27	64	37.6	38	92	40	40.4
6	28	64	36.8	37	80	39	39.3
7	29	60	36.8	37	88	39	39.1
8	30	76	37.4	37.4	88	38.8	38.8
9	31	72	36.8	37	80	38.8	39
10	32	68	36.8	37	80	38.2	38.2
11	33	64	37.5	37.8	76	38.8	39
12	34	76	37.8	38	84	38	38.4
13	35	76	37.8	38	72	»	38.2
14	36	60	37.2	37.4	84	39.2	39.4
15	37	68	37.2	37.6	80	38.6	39

Rémissions.			Exacerbations.		
Températ. rectale.	Max. 41°.	9e jour.	Températ. rectale.	Max. 41°2,	9e jour.
	Min. 37	28e, 29e j. etc.		Min. 38.2,	32e jour.
Pouls......	Max. 100,	18 jour.	Pouls......	Max. 96,	16e jour.
	Min. 60,	29 jour.		Min. 76,	17e, 33e jour

Observation XI.

Fièvre typhoïde adynamique. — Forme muqueuse. — Cas grave. — Guérison.

Van Vlinden (Jean-Pierre), 25 ans, terrassier, né en Belgique, entre le 19 octobre salle Saint-Louis, n° 14. Tempérament lymphatique, constitution forte. Ce garçon eut vers le 12 ou 13 octobre un peu de céphalalgie avec sueurs abondantes; le 15, survint une épistaxis avec lumbago violent. On lui prescrivit une application de 20 sangsues à la région lombaire.

A son entrée, abattement, sueurs profuses, dyspnée, mal de tête, état gastrique mauvais, bronchite intense et généralisée. — Urine non albumineuse contenant quelques traces d'acide urique.

20 octobre. Rétention d'urine. — La céphalalgie diminue, sommeil, peu de toux, très-peu d'expectoration, sueurs abondantes. Ipéca, 1 gr. 50. Lavement émollient.

Diarrhée modérée. Diaphorèse abondante du 21 au 24.

Le 26. Apparition de quelques taches rosées lenticulaires. Même état que précédemment, les selles sont copieuses et varient de 2 à 4 en vingt-quatre heures. L'abattement est plus marqué, la langue se sèche. Rate volumineuse.

3 novembre. Stupeur très-grande, langue rôtie. Incontinence d'urine et de matières fécales. La congestion pulmonaire a diminué les jours précédents du côté gauche, elle est toujours considérable à droite.

Le 6. La diarrhée se modère, la congestion pulmonaire s'est un peu accrue. Ipéca, 1 gr. 50. Il n'y a pas eu de vomissement, mais les évacuations alvines ont été répétées et abondantes.

Même incontinence des excreta.

Le 11. Le malade va moins mal, il est moins engourdi, son appétit se réveille, sa diarrhée diminue.—1 portion d'aliments.

Le 12. La diarrhée a reparu. Teinture thébaïque, 15 gouttes.

Le 14. Les sueurs s'établissent de nouveau, la diarrhée est légère, la congestion pulmonaire ne disparaît nullement. Amaigrissement considérable, quelques eschares très-superficielles se montrent au sacrum et aux trochanters.

Le 19. Etat relativement satisfaisant; les évacuations involontaires ont cessé, mais la dyspnée persiste.

Le 20. Prodromes d'affection variolique. Eruption le 24. Elle est fort discrète.

Exeat le 11 décembre, santé parfaite.

RÉMISSIONS.				EXACERBATIONS.			
Temp. rect.	Max.	41,1.	13e jour.	Temp. rect.	Max.	41,2.	22e jour.
	Min.	36,2.	33 —		Min.	37,2.	35 —
Pouls. . . .	Max.	96.	24 —	Pouls. . . .	Max.	104.	30 —
	Min.	72.	38 —		Min.	76.	35 —

ANALYSE.

Temp. en général	Maximum . . .	41,2.	Ecart. 5°
	Minimum . . .	36,2.	
Pouls	Maximum . . .	104.	
	Minimum . . .	72.	

Nous rangeons cet exemple de fièvre typhoïde adynamique près des cas graves en raison de la manifestation thoracique sérieuse qui s'est produite chez notre malade. Le tracé graphique de la température nous donne une idée fort exacte de la nature de la maladie : les moindres accidents dans les deux périodes observées sont clairement indiquées, nous signalerons les principaux. Nous avons assisté à deux des phases de l'affection de cet homme : il nous arrive dans la période d'état, nous l'observons jusqu'au moment de la convalescence.

La période d'état s'étend manifestement du 19 au 29 octobre, jour où le malade entre dans le décours de sa fièvre typhoïde. Quelques irrégularités plus apparentes que réelles s'observent à ces deux époques. Dans la première (état) on peut voir deux chutes considérables. La première, celle du 20 octobre, reconnaît deux causes, l'absorption d'un vomitif d'une part, de l'autre l'action d'un lavement émollient une demi-heure avant l'examen thermoscopique.

Cette chute est purement accidentelle. Mais il n'en est pas de même de la seconde : celle-ci est lente et soutenue du 21 au 24 octobre, elle paraît avoir pour cause une diaphorèse considérable survenue le 22 pendant la nuit et continuée avec moins d'intensité les jours suivants.

Le 28 commence le déclin, les rémissions du matin sont assez fortes, les exacerbations du soir sont moins intenses.

Recrudescence marquée les 2, 3 et 4 novembre en rapport avec une adynamie considérable et une légère augmentation dans l'hyperémie pulmonaire.

La fin de la période de déclin si caractéristique de la fièvre typhoïde, est ici remarquable par des différences énormes entre la température du matin et celle du soir : il y a là de véritables accès intermittents quotidiens.

Cette période de déclin n'est pas moins curieuse par l'abaissement considérable de la température du matin. Pendant trois jours, 14, 15 et 16 novembre, nous avons trouvé des températures exceptionnellement basses : 36°2, 36°6 et 36°4.

Le pouls n'a pas eu une fréquence considérable. Le nombre des pulsations n'a jamais dépassé 100 alors que la température oscillait entre 39° 6 et 41° 2. Au contraire ce chiffre est atteint et dépassé quand le décours s'accentue davantage, quand la courbe thermique s'abaisse sensiblement.

Nous joignons à notre observation quelques-uns des principaux tracés sphygmographiques obtenus chez notre sujet.

N° 1. Pouls à l'entrée, 20 octobre.

N° 2. *id.* après l'action de l'ipéca.

Nous signalerons dans le premier la faible impulsion, le léger dicrotisme, la courbe respiratoire en rapport avec l'hyperémie pulmonaire.

Dans le n° 2 nous trouvons un ralentissement notable du pouls avec une tension artérielle plus grande.

N° 3. 24 octobre. Il correspond à la chute du pouls et de la température que nous avons signalée au milieu de la période d'état, en rapport avec une sudation abondante. On voit quelle irrégularité l'état dyspnéique apporte dans les lignes d'ensemble. Du 24 octobre au 27, la dyspnée étant intense, nous obtenons des tracés semblables, puis commence une série comparable de tout point au tracé 1: elle va jusqu'au 7 novembre. Les jours suivants, bien que l'état général soit satisfaisant, les troubles respiratoires sont tels que le sphygmographe ne nous donne que des tracés irréguliers où l'état du pouls est à peine indiqué.

Nous n'avons pas cru devoir faire représenter ici ces courbes qui n'ont que des rapports éloignés avec le pouls.

N° 4. 17 nov. Le malade est convalescent, sa dyspnée a disparu, le pouls est devenu régulier, la tension tend à s'élever.

Fièvre typhoïde. — Saint-Louis, n° 14.

Jours.	Dates.	RÉMISSIONS. Pouls.	T. R.	T. A.	EXACERBATIONS. Pouls.	T. R.	T. A.
	Octobre						
7	19	..	..	..	80	40°6	39°8
8	20	84	40°3	40°2	68	37.8	38.2
9	21	84	40.6	40.2	92	41.1	40.6
10	22	80	40.8	40.1	..	..	..
11	23	84	40.4	40.2	80	40	39.8
12	24	68	39.2	39.2	80	41.1	40.6
13	25	80	41.1	40.8	92	41	40.8
14	26	88	41	40.4	80	41	40.4
15	27	84	40.7	40.3	80	41	40.4
16	28	80	40.8	40.4	92	41.2	40.8
17	29	88	40.5	40.2	88	40.7	40.4
18	30	88	40.6	40.2	88	40.8	40.4
19	31	80	39.8	39.5	92	40.8	40.2
	Novembre						
20	1	80	40.2	39.4	88	40.8	40.1
21	2	80	39.4	39.7	92	41	40.6
22	3	88	40.4	39.8	92	41.2	40.8
23	4	88	39.8	39.6	88	41	40.6
24	5	96	40.4	40.4	96	40.4	40
25	6	84	39.6	39.4	92	40.8	40.2
26	7	92	40	40	80	39.8	39.4
27	8	96	38.6	38.4	96	40.5	40.4
28	9	84	39.3	39	100	40.1	39.9
29	10	88	38.2	37.9	100	40.7	39.8
30	11	84	37.2	37.1	104	40.6	40.4
31	12	80	37.2	37	..	..	..
32	13	80	37.3	37	101	39.4	39.4
33	14	80	36.2	36	92	38.3	38.2
34	15	76	36.6	36.6	96	38.4	38
35	16	80	36.4	36.8	76	37.2	..
36	17	80	37.6	37.4	80	38	37.8
37	18	80	37.6	36.8	88	37.4	37.8
38	19	72	37	36.4	..	..	..
39	20	..	..	..	..	..	..

Troisième série. — *Forme grave.*

OBSERVATION XII (Saint-Louis, n° 25).

Fièvre typhoïde à forme thoracique. — Hémorrhagies intestinales répétées. — Guérison.

Crochemore (Alexandre), 27 ans, briquetier, né dans le département de la Seine-Inférieure, entre à l'hôpital le 16 septembre. Tempérament sanguin. Constitution forte.

Cet homme est mal portant depuis le 15 août. Il ne peut fixer d'une façon précise le début de sa maladie.

A son entrée, on constate un aspect typhique très-prononcé, une bronchite capillaire des plus intenses, avec expectoration abondante de crachats séreux. Pas de taches rosées.

Hémorrhagie intestinale le 19. Le soir même, la poitrine est moins remplie de râles, la dyspnée a disparu; mais ce mieux est de courte durée ; la poitrine se remplit de nouveau de râles fins, muqueux ; du subdélirium apparaît.

23 septembre. Sulfate de quinine, 1 gramme.

Cette dose est diminuée de 25 centigrammes chaque jour jusqu'au 27.

A cette date, le médicament est supprimé. Tremblement considérable des membres supérieurs.

Le 28. Hémorrhagie intestinale très-forte. Extrait de ratanhia, 4 grammes ; alimentation légère. Pendant la nuit du 28 au 29 septembre, le malade rend plusieurs selles sanglantes.

Les jours suivants, deux selles diarrhéiques régulières et non sanglantes.

5 octobre. Subdélirium tranquille ; plusieurs selles diarrhéiques abondantes. *Illico* avec alcool 40 grammes. La poitrine est en meilleur état.

Le 7. Sueurs profondes, léger délire de parole.

Le 9. L'*illico* est remplacé par de l'extrait mou de quinquina.

Le 11. Les râles ont disparu dans les deux poumons. Alimentation plus substantielle (2 portions). État satisfaisant; le malade se lève et peut se promener au jardin. Ce mieux se maintient jusqu'au 17 octobre, jour de la sortie.

Voici donc un cas de guérison d'une forme très-grave de typhus abdominal, avec accidents thoraciques extrêmement violents. La fièvre typhoïde était évidemment dans son décours quand le malade est venu à l'hôpital. L'inspection du tracé thermique nous montre un déclin irrégulier peut-être, mais facilement appréciable.

La température n'a été prise que le soir, aussi la courbe reste-t-elle toujours à un niveau sensiblement élevé, puisqu'elle est construite entre le maximum 40°6 et le minimum 38°.

Nous signalerons comme accidents intéressants de son trajet la chute du 27 au 28, en rapport avec l'hémorrhagie intestinale. Cette chute est de courte durée, puisque le lendemain le niveau thermique est plus élevé qu'avant l'hémorrhagie mais le malade a mangé.

Du 29 au 30, nouvelle perte de sang; le tracé s'abaisse, mais cette fois d'une façon plus durable; puis alternatives d'élévation et d'abaissement en rapport avec une alimentation plus abondante.

Le 7 commence une véritable crise, précédée d'une diaphorèse des plus abondantes.

Du 10 au 13, la courbe se relève encore, mais le malade s'est levé; il a pris de l'exercice, il a pu se donner une excitation fébrile qui nous est traduite par le thermomètre.

Le pouls a un maximum (130) fort considérable, qui correspond au maximum température. Même coïncidence pour le minimum. Sa fréquence a toujours été très-grande, puisqu'il n'est pas tombé au-dessous de 88. Les tracés suivants nous donnent une idée exacte de son état à diverses périodes.

N° 1. 27 septembre. La ligne oblique nous montre un dicrotisme très-net; elle nous indique l'état d'amyostasie dans lequel se trouvait le malade. Enfin, ce tracé permet encore de constater les troubles respiratoires que présentait notre sujet.

N° 2. 29 septembre. Il est pris après l'hémorrhagie intestinale. On voit nettement l'état inverse de la tension artérielle et de l'impulsion cardiaque. Jusqu'au 8 octobre, nous n'obtenons que des tracés à peu près semblables; mais, à cette époque, la forme change, la tension artérielle augmente. Notre série a pour type le tracé 3, obtenu le 16 octobre, à une exception près. Le 12 octobre; le pouls avait repris alors l'aspect indiqué par le tracé 2 avec un dicrotisme plus grand.

La même influence, qui relevait la courbe thermique, diminuait la tension artérielle et augmentait la fréquence du pouls.

En somme, bien que très-imparfaite, cette observation offre néanmoins quelque intérêt, ne serait-ce que pour prouver qu'à l'aide d'une simple observation quotidienne il est possible d'obtenir d'utiles renseignements sur la marche d'une maladie et sur les accidents qu'elle présente.

EXACERBATIONS			EXACERBATIONS		
Dates.	T. A.	Pouls.	Dates.	T. A.	Pouls.
Septembre			Octobre		
27	40.2	104	7	40.5	116
28	39.5	130	8	40.2	112
29	40.6	130	9	39.2	104
30	40	126	10	38.6	100
Octobre			11	38.6	96
1	39.9	116	12	39.8	100
2	39.4	116	13	38.2	100
3	39.4	116	14	38.2	92
4	40.2	120	15	38.4	96
5	39.9	108	16	38.2	84
6	39.4	108	17	38	88

Quatrième Série. — *Forme mortelle.*

Observation XIII (Saint-Louis, n° 25).

Forme adynamique. —Elévation considérable de la température. — Mort.

Nous n'hésitons pas à donner cette observation, bien qu'elle soit incomplète, parce que plusieurs points nous ont paru dignes d'intérêt. Nous n'avons pas assisté à la période de début, et l'autopsie n'a pu être pratiquée. Quoi qu'il en soit, voici quels sont les faits que nous avons observés.

Bouquet (Florentin), 24 ans, charpentier, né dans le Calvados, entre le 9 mai à l'hôpital. Son père nous dit que la maladie de son fils a débuté vers les derniers jours d'avril (25 avril). Les accidents initiaux furent peu graves : c'étaient de la courbature, de l'embarras gastrique, quelques frissonnements qui n'empêchèrent pas le malade de se livrer à ses occupations habituelles ; cependant il dut se mettre au lit au commencement du mois de mai. Un médecin fut appelé, qui lui fit prendre un purgatif. Bientôt survint un affaiblissement considérable, avec stupeur. C'est alors que ce jeune homme fut apporté dans les salles.

Nous constatons l'état suivant (9 mai). C'est un garçon grand, bien musclé, mais gibbeux, d'un tempérament lymphatique.

Signes ordinaires d'une fièvre typhoïde adynamique, avec quelques taches rosées et un peu de diarrhée. Intelligence affaiblie.

Urine albumineuse, contenant un peu d'acide urique et de l'indigose urinaire.

10 mai. Rétention d'urine. Légère excitation, alternant avec de la stupeur. Soubresauts de tendons. La langue est devenue sèche et fuligineuse. Diarrhée modérée.

Le 14. Diarrhée très-forte. Éruption nouvelle de taches rosées. La veille, le malade a pris de l'eau de Sedlitz. Même état cérébral. Carphologie.

Le 16. Congestion pulmonaire beaucoup plus intense qu'au début. La diarrhée est arrêtée. Faiblesse extrême.

Cet état est le même jusqu'au 18 mai, jour de la mort.

Température	Maximum .	41,6.	Pouls	Maximum .	132.
	Minimum .	39.		Minimum .	88.

L'examen de la courbe thermique nous montre deux phases distinctes : une période d'état ascensionnelle et une période de déclin à grosses rémissions.

La température va s'exaltant du 9 au 14 mai, pour arriver au chiffre extrême de 41°6. Elle y arrive par des oscillations partant de 39°2. C'est alors que se fait la descente, rapide il est vrai, mais de mauvais aloi, car le pouls reste très-fréquent. Le chiffre des pulsations est en rapport avec les variations thermiques ; quant à la forme du pouls, elle est donnée par nos tracés.

N° 1. 9 mai. Jour de l'entrée, quinzième jour, pulsation faible, pouls remarquablement petit ; dicrotisme à peine indiqué.

N° 2. 17 mai. Ce sont les dernières ondulations que nous ayons pu obtenir. Les courbes respiratoires, fréquentes et courtes, nous font voir une dyspnée considérable.

Les tracés intermédiaires ont la même forme que le n° 1 ; les caractères sont identiques.

Dates.	Jours.	EXACERBATIONS. Pouls.	T. R.	T. A.	EXACERBATIONS. Pouls.	T. R.	T. A.
9	15	»	»	»	88	40°1	39°8
10	16	88	39°2	39 2	92	40.8	40.8
11	17	92	40	39.8	100	41.2	40.8
12	18	100	40	39.8	108	41.1	40.8
13	19	100	41.2	40.7	112	41.4	41
14	20	96	40.8	40.4	120	41.6	41.3
15	21	124	40	39 6	132	41.2	40.8
16	22	120	39	38.6	116	39 9	39.6
17	23	116	39.2	38.8	»	»	»
18	24	»	»	»	»	»	»

Rémissions.		Exacerbations.	
Températ. rectale.	Max. 41°2, 19e jour. Min. 39, 22e jour.	Températ. rectale.	Max 41°6, 20e jour. Min. 39.9, 22e jour.
Pouls.....	Max. 124, 21e jour. Min. 88, 16e jour.	Poul.s....	Max. 132, 21e jour. Min. 88, 15e jour.

Observation XIV (Saint-Louis, n° 16).

Fièvre typhoïde. — Forme ataxo-adynamique. — Mort

Ramondet Amédée, 18 ans, boulanger, né dans le Tarn-et-Garonne, entre le 17 octobre salle Saint-Louis, n° 16. C'est un vigoureux garçon d'un tempérament un peu lymphatique. Il est malade depuis le 13 octobre : il éprouve, à cette date, du malaise et de la courbature.

A son entrée il est un peu abattu, il a une angine érythémateuse simple, de légers troubles gastro-intestinaux, le pouls lent, 58-60, et une température axillaire de 38°.

Urine albumineuse.

Cet état est le même, à l'exception peut-être de la température que nous n'avons pas examinée, jusqu'au 25 octobre.

La diarrhée a augmenté, ce garçon sue volontiers. Insomnie, anorexie complète, céphalalgie assez vive, le pouls est à 64-68; la température du matin est de 40°. Le lendemain des taches rosées se montrent et deviennent assez confluentes les jours qui suivent, Sueurs abondantes, insomnie et même état jusqu'au

30 octobre. La diarrhée reste modérée ; 2 selles en vingt-quatre heures, la langue est toujours humide et peu chargée, la céphalalgie a disparu.

1er novembre. Epistaxis abondante, 150 grammes environ. Elle se renouvelle le lendemain, mais elle n'est que de 50 gr. Le malade tousse, nous constatons une congestion pulmonaire surtout marquée à droite. Poussée de furoncles et d'ecthyma dans la région fessière. Eschares petites et superficielles ; sulfate de quinine, 0,50 centigrammes.

Le 4. La nuit a été fort mauvaise. Incontinence d'urine et de matières fécales. Délire, agitation, teinte érythémateuse assez vide à la région fessière ; léger œdème dans ces mêmes points.

Le 5. Le délire continue. *Illico* (Eau 100 grammes, sirop de sucre 40 gr., alcool 40 gr.).

Le 5. La nuit a été moins mauvaise ; sueurs profuses.

Le 7. Abattement, hébétude, carphologie, soubresauts de tendons, les sueurs continuant d'être très-abondantes, diarrhée considérable, éruption nouvelle de pustules d'ecthyma sur le tronc et sur les membres.

Mort le 8 novembre à 6 heures du matin.

Nécropsie. — *Cerveau.* Légère congestion de la masse encéphalique, les membranes d'enveloppe ont une teinte opaline très-prononcée au niveau de la face supérieure des hémisphères. Les corpuscules de Paccioni sont gros et agglomérés en une large traînée le long de la grande scissure interhémisphérique.

Poumons. Ils sont très-congestionnés surtout à leur partie postérieure et à leur base. Emphysème récent.

Rate peu développée.

Les plaques de Peyer sont hypertrophiées, épaissies, mais non ulcérées : il en est de même des follicules isolés surtout à la terminaison de l'iléon.

Foie. Il est gras en certains points.

L'examen microscopique nous montre des cellules hépatiques

remplies de granulations graisseuses. Ces îlots graisseux se trouvent à la face convexe, ils sont peu nombreux du reste.

Température	Maximum . 41,4.	Pouls	Maximum . 144.
	Minimum . 38.		Minimum . 60.

L'examen de la courbe thermique nous fait voir deux périodes; la première, comprise entre le 25 octobre et le 2 novembre, se rapporte manifestement à la période d'état. La courbe est un peu irrégulière, son niveau général est fort élevé, ses rémissions très-faibles, elle a de la tendance à s'élever, elle atteint, le 2, le maximum 41° 4. Le lendemain il y a une rémission de près de 2°, nous entrons dans la seconde phase de la maladie, la courbe s'abaisse, les rémissions sont assez fortes jusqu'au 6 novembre. Nous voyons alors une forte élévation se produire, puis une faible rémission le 7 au matin ; le soir nous notons une température de 40°7 12 heures avant la mort.

Ce fait nous montre que le malade, pendant neuf jours au moins, a offert une température comprise entre 39° 8 et 41° 4.

Le pouls nous offre des particularités non moins curieuses : du 17 octobre au 25 il n'a jamais dépassé 64-68. Il n'atteint une fréquence considérable que trois jours avant la mort.

En outre, il est à 96 quand la température atteint le maximum 41° 4. Au contraire, quand le nombre des pulsations arrive au chiffre 140, la température est de 40° 7.

Deux médicaments ont été administrés : le sulfate de quinine à la dose de 0 gr. 50 les 3 et 4 novembre ; l'alcool le 5. Ces médicaments n'ont pas donné de résultat bien appréciable ; signalons cependant la très-faible exacerbation du 5 novembre qui pourrait être attribuée à l'ingestion de l'alcool; mais à cette date même le malade eut des sueurs profuses qui doivent être mises aussi en ligne de compte.

Les tracés qui suivent indiquent avec exactitude l'état du pouls a diverses époques de la maladie.

1° Tracé pris le 21 octobre, cinquième jour de maladie. Pouls lent, irrégulier, tendu et légèrement dicrote.

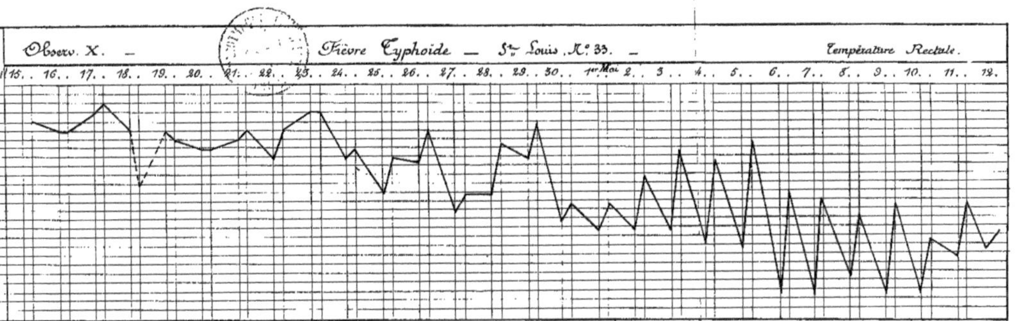
Observ. X. — Fièvre Typhoïde — Ste Louis, N° 33. — Température Rectale.
15.. 16.. 17.. 18.. 19.. 20.. 21.. 22.. 23.. 24.. 25.. 26.. 27.. 28.. 29.. 30.. 1er Mai 2.. 3.. 4.. 5.. 6.. 7.. 8.. 9.. 10.. 11.. 12.

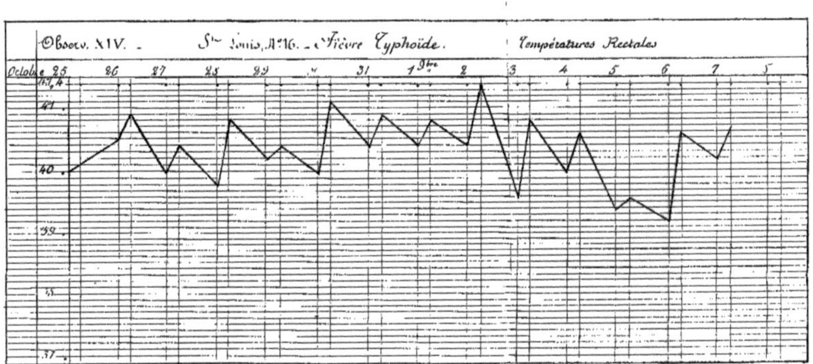
Observ. XIV. — Ste Louis, N° 16. — Fièvre Typhoïde. Températures Rectales
Octobre 25 26 27 28 29 31 1 9bre 2 3 4 5 6 7
41
40
39
37

2° 25 octobre, douzième jour. Même caractère, mais la tension artérielle est plus faible.

Le tracé du 26 a la même forme.

Le n° 3 correspond au 27 octobre, le pouls est alors régulièrement dicrote. L'aspect reste le même jusqu'au 5 novembre.

Tracé n° 4. La tension est faible, la ligne de descente tremblée; une courbe respiratoire est très-nettement indiquée.

Le n° 5 donne la forme du pouls chez un malade atteint de méningite granuleuse, il nous a paru intéressant de la rapprocher du tracé n° 2 et de montrer que l'analogie est assez grande entre ces deux états du pouls dans deux affections différentes ayant un trait commun, l'hyperémie encéphalique.

		RÉMISSIONS.			EXACERBATIONS.		
Dates.	Jours.	Pouls.	T. R.	T. A.	Pouls	T. R.	T. A.
25	12	64	40°	»	»	»	»
26	13	60	40.4	40°2	76	40°9	40°5
27	14	80	40	39.4	76	40.4	39.9
28	15	76	39.8	39.4	80	40.8	40.4
29	16	76	40.2	39.6	76	40.4	40.2
30	17	72	40	39.6	80	41.1	41
31	18	80	40.4	40	76	40.9	40.6
1er	19	68	40.4	40.4	88	40.8	40.8
2	20	84	40.4	40	96	41.4	41.4
3	21	80	39.6	39.4	»	40.8	40.6
4	22	78	40	39.8	»	40.6	40.6
5	23	92	39.4	»	124	39.6	»
6	24	112	39.2	»	112	40.6	»
7	25	144	40.2	»	140	40.7	40.4

Rémissions.

Tempér. rectale. { Max. 40°4, 13e, 18e, 19e, 20e j.
Min. 39.2, 24e jour.

Pouls... { Max. 144, 25e jour.
Min. 60, 13e jour.

Exacerbations.

Tempér. rectale. { Max. 41°4, 20e jour.
Min. 39.6, 23e jour.

Pouls... { Max. 140, 25e jour.
Min. 76, 13e, 14e, 16e, 18e j.

RÉSUMÉ ANALYTIQUE (fièvre typhoïde).

Dans l'étude que nous venons de faire, nous avons montré les déductions propres à chaque cas particulier. Mais il est des éléments communs qui nous paraissent le caractère spécial de l'espèce morbide ; nous allons les énumérer, les rangeant sous différents titres : *Diagnostic, Marche, Durée, Terminaison* et *Pronostic.*

Diagnostic. — L'étude isolée du pouls et de la température peut être une source précieuse d'éléments de diagnostic. Malheureusement, nous ne pouvons évoquer ici notre expérience personnelle ; il ne nous a pas été donné d'assister au début même de la maladie dans tous les cas de fièvre typhoïde que nous avons observés. Nous nous en rapporterons à l'expérience d'observateurs plus heureux.

Des faits observés par Bœrensprung, Traube, Thierfelder, Spielmann, Hirtz, de 1851 à 1856, par Wunderlich, Griesinger, Jürgensen, les années suivantes, il résulte que la température s'élève lentement, d'une manière constante, de 1/2 degré à 1° par jour, pendant les quatre ou cinq premiers jours ; d'après Hirtz, le type serait rémittent, quotidien.

Bien que je n'admette aucune relation absolue entre la température et le pouls, je ne puis m'empêcher de croire que dans la période initiale de la fièvre typhoïde, le pouls suit les variations de la température : son ascension doit lui être comparable. Je juge ici par induction : les courbes représentant la marche du pouls et de la chaleur morbide ont une identité que personne ne conteste dans les deux périodes d'état et de déclin, nous ne voyons pas pourquoi elles différeraient dans le stade ascensionnel. Le tableau suivant nous semble pouvoir représenter théoriquement la marche de la température et du pouls au dédut de la dothiénentérie :

Jours.	Température.	Pouls.
1er	37,8	64
2	38,8	68
3	39,8	72
4	40,8	76-80

Ce début est spécial à la fièvre typhoïde et à la synoque ; il diffère de celui des autres pyrexies et des maladies inflammatoires, et peut servir à établir un diagnostic différentiel. Aussi Wunderlich a-t-il pu poser les lois suivantes :

Une maladie, qui au second jour présente le soir 40°, n'est pas une fièvre typhoïde. Ce n'est pas plus une fièvre typhoïde, si le soir du quatrième jour la température n'atteint pas 39°,5 ; ou bien, si la température entre le huitième et le onzième jour se maintient, au-dessous de 39°,5. Ces lois sont confirmées par Griesinger.

MARCHE, DURÉE, TERMINAISON.

Forme bénigne. — Les sept observations que nous avons reproduites nous fournissent les données suivantes concernant le déclin ou l'état que nous avons seuls observés :

Maximum de la température axillaire : 41°,1 (obs. V); 41° (obs. III) ; 40°,8 (obs. IV et VI) ; 40°,7 (obs. I) ; 40°,4 (obs. VII); 40° (obs. II).

Minimum : 36°5 (obs. I); 37° (obs. IV); 37°2 (obs. III); 37°3 (obs. V et VI); 37°4 (obs. VII).

Pouls. — Maximum : 128, 120, 116 (obs. V, IV, VII); 112, 100, 96, 88 (obs. I, III, VI, II).

Minimum : 56, 64, 64, 72, 72, 80, 80 (obs. II, III, I, VI, V, IV).

La conclusion est que dans la forme bénigne la température de l'état et du déclin s'élève rarement au delà de 40°,8; exceptionnellement à 41°1 dans les exacerbations. Ces chiffres élevés ont été trouvés accidentellement chez des femmes débilitées. C'est dans ces mêmes cas que les nombres considérables de 128 et 120 pulsations ont été obtenus.

Dans cette forme, les courbes thermiques nous montrent à la fin du déclin des rémissions et des exacerbations très-divergentes ressemblant fort à celles que l'on observe dans les fièvres intermittentes légitimes.

Les sueurs qui suivent l'élévation de la température augmentent encore la ressemblance. Dans ces cas, nous croyons que la forme du pouls pourra fournir des indications précieuses pour le diagnostic (obs. III, tracés 3 et 4). Ces accidents intermittents se montrent du vingtième au vingt-cinquième jour.

Le déclin est difficile à fixer d'après nos observations, puisque nous n'avons pas toujours observé la période d'état ; toutefois il est facile de voir que chez un de nos malades il se montrait vers le dix-huitième jour, et que chez les autres il était commencé vers les seizième, dix-septième et vingtième jour de la maladie. Il s'annonce par une défervescence rapide ou traînante. Il se termine très-vite quand le cas est très-benin ; il se prolonge chez les sujets affaiblis. Chez une de nos malades il n'était pas terminé le quarante-septième jour, mais elle avait eu une rechute.

Deuxième forme. — *Intensité moyenne.*

Observations VIII, IX, X, XI.

Le thermomètre n'a jamais été au delà de 41°2. Le pouls n'a pas dépassé 112.

Le déclin a commencé le treizième, le seizième et le vingt-sixième jour.

Comme dans la forme bénigne nous constatons, après la défervescence rapide ou lente qui annonce le déclin confirmé, une période de grandes oscillations avec divergences très-accusées entre les rémissions et les exacerbations.

Ce stade apparaît du vingtième au trentième jour.

L'observation VIII nous montre que la maladie est d'autant plus courte que le stade d'état est moins long.

Durée du déclin. — Elle est fort longue. On admet généralement que la maladie est terminée quand la température du soir est normale. Dans le cas le plus bénin, le trentième jour la température n'avait pas repris son état habituel. Dans un autre un peu plus grave, l'équilibre n'était pas encore rétabli le quarante-cinquième jour de la maladie. Dans une de nos observations nous avons pu voir la termiuaison confirmée le trente-septième jour.

La forme du pouls ne nous donne, comme caractère général, constant que le dicrotisme. Il est variable d'un sujet à l'autre. La maladie se juge vite, quand il est peu prononcé et quand il tend à disparaître rapidement.

3° *Forme grave.* — Nous n'avons qu'un seul fait ; nous ne pouvons que renvoyer à l'observation que nous avons résumée en montrant toutefois les points intéressants (obs. XII).

4° *Forme mortelle.* — Dans nos deux observations XIII et XIV, nous ferons remarquer une élévation très-forte de la température, 41°6 et 41°4, à une époque fort éloignée du début (vingtième jour), coïncidant avec une grande fréquence du pouls.

Nos deux courbes thermiques ont une analogie curieuse, toutes deux nous offrent un déclin précédant la mort de quelques jours ; les rémissions deviennent alors considérables.

La caractéristique de cette forme est donc une période d'état ascensionnelle.

Quelques considérations sur le pronostic. — De ce qui précède, nous pouvons tirer plusieurs conclusions au point de vue du pronostic, car la maladie se juge par la fièvre et celle-ci par la température.

Une fièvre typhoïde sera bénigne et de courte durée quand les stades initiaux seront courts et présenteront un maximum, pouls ou température, peu élevé ; elle sera de moyenne intensité si la période d'état est longue, si la température oscille assez près du maximum 41°2, le pouls gardant une fréquence modérée ne dépassant pas le maximum 112. Au contraire, le pronostic nous paraît des plus graves quand au vingtième jour l'état persiste avec un maximum de 41°4, ou plus, le pouls étant à 112 et au-dessus.

Nous ajouterons que la forme écrite du pouls offre un certain intérêt dans nos deux cas mortels ; l'irrégularité d'une part, la faiblesse extrême de l'autre indiquaient un état des plus graves et devaient faire songer à un pronostic fâcheux.

Thierfelder a donné sur le pronostic quelques formules que nous reproduisons :

Une température initiale, élevée, n'indique pas une forme grave.

Si l'ascension initiale est forte, l'état pourra être élevé, mais on ne peut tirer de là aucune indication pour la durée ou la gravité. Une exacerbation de 41° dans la seconde semaine indique un cas fort sérieux.

Dans les cas mortels, il peut se produire un grand abaissement de la température (collapsus), le pouls gardant une fréquence considérable.

Unet empérature de 42°5 entraîne forcément la mort. (Wunderlich, Liebermeister, Roser, Ziemssen, Weber, etc.)

Quand la différence est grande entre la rémission et l'exacerbation, le pronostic est favorable (Smoler).

(Extrait de l'article *Chaleur*, Hirtz. *Dictionnaire médical et chirurgical pratique.*)

«Le pronostic est grave, dit Spielmann, quand la fièvre prend le type continu continent. Une rémission s'observe souvent à la fin du septième jour (Wunderlich). Il constate le fait sans en tirer une conclusion.

Cet auteur signale parmi les signes pronostiques graves le stade amphibole de la période d'état. Ce stade est caractérisé par des élévations ou des abaissements brusques de la température.

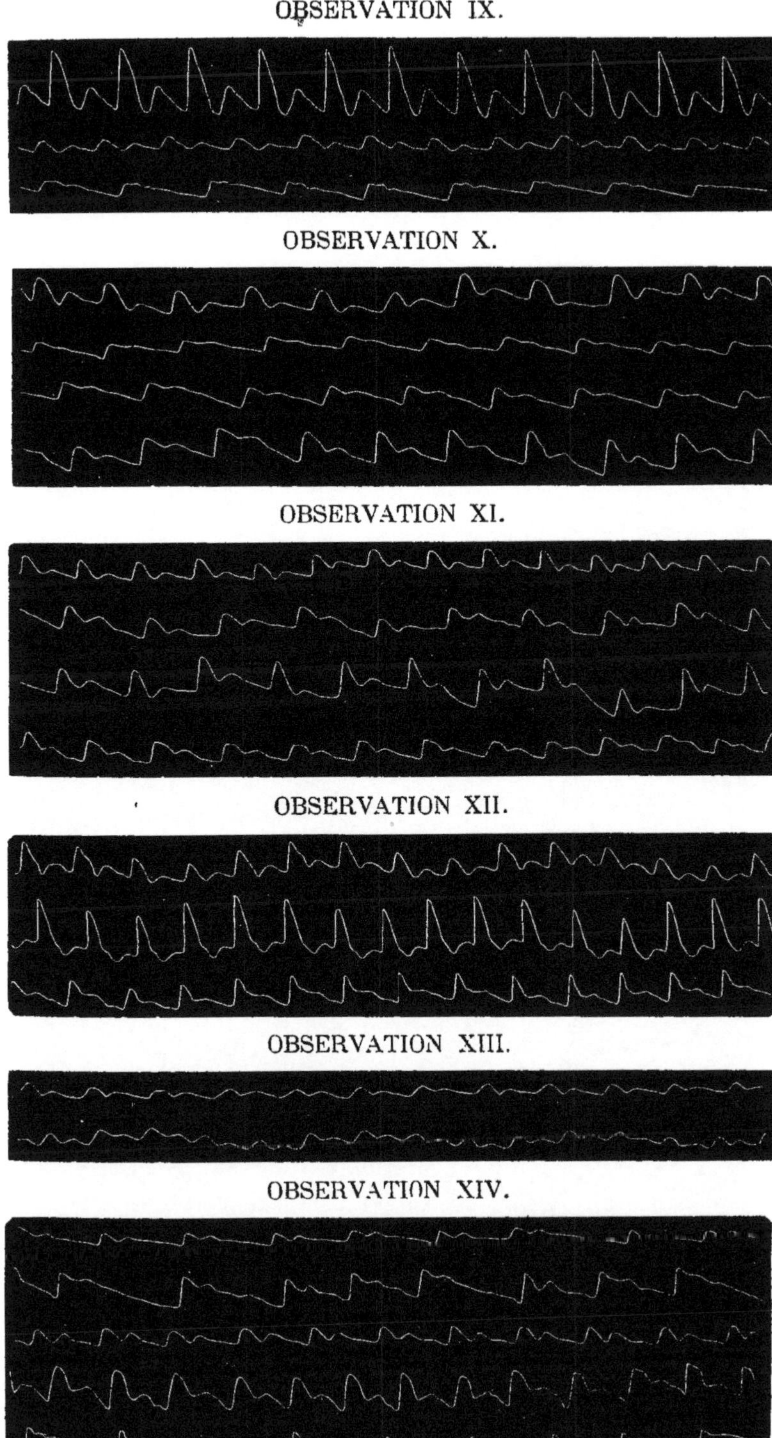
OBSERVATION IX.
OBSERVATION X.
OBSERVATION XI.
OBSERVATION XII.
OBSERVATION XIII.
OBSERVATION XIV.

AFFECTIONS VARIOLIQUES

Dans l'exposé qui va suivre nous avons dû adopter une classification un peu différente de celle qui est donnée par les auteurs classiques. La division en variole et varioloïde ou variole modifiée nous a semblé difficilement applicable aux faits que nous avons observés. Nous n'avons trouvé aucun caractère précis capable de distinguer absolument l'une de l'autre chacune de ces manières d'être de la variole. Nous croyons que les varioles ou varioloïde confluente ou discrète, parfaitement définies en théorie, le sont beaucoup moins en pratique. Aussi sans proposer de classification nouvelle, trop assuré de notre incompétence, nous suivrons la méthode qui nous a servi précédemment, nous rangerons sous le titre général d'affections varioliques tous les cas où nous avons trouvé la vésico-pustule de variole ou si l'on veut le bouton de petite vérole, avec des subdivisions en rapport avec la bénignité ou la gravité de la maladie. Cette voie si simple nous a été tracée par M. Gubler, dont nul ne contestera l'expérience en pareille matière. Notre maître ne reconnaît dans l'espèce variole aucune autre dictinction à faire que celle que comporte l'état individuel. La maladie sera d'autant plus grave, se développera d'autant mieux qu'elle aura rencontré plus de circonstances favorables à son évolution. Au contraire elle avortera, ou elle ne pourra se reproduire, quand elle trouvera je dirai volontiers un terrain moins propice. Mais alors même qu'elle est insignifiante, qu'elle se réduit à une simple pustule, elle reste une, elle n'est pas modifiée, car dans ce cas l'inoculation du liquide de ce simple bouton peut produire une variole confluente et mortelle. Il me semble donc plus exact de n'admettre que des variétés de forme plutôt que des modifications d'espèces. Ce seront des formes bénignes d'intensité moyenne, graves ou mortelles ; discrètes, cohérentes ou confluentes, comme l'admettait Borsieri.

Forme bénigne. Il nous a été donné d'assister plusieurs fois au début de petites véroles des plus discrètes: nous en donnerons le résumé succinct avec quelques indications sur la température et sur le pouls.

I. Cardon (Sylvie), 18 ans, domestique, née dans la Somme, entre salle Sainte-Marthe, n° 38, le 30 septembre.

C'est une femme convalescente de fièvre typhoïde traitée dans le service. Le 15 octobre elle était dans un état très-satisfaisant, elle avait une température axillaire de 38° le soir et une fréquence du pouls de 92. Le tableau suivant indique les variations que nous avons constatées chez cette malade du 15 octobre au 23 octobre, jour de l'éruption de 30 papules varioliques :

Jours.	Oct.	Pouls.	T. ax.	Jours.	Oct	Pouls.	T. ax.
0	15	92	38	6	21	108	40
1	16	104	38,4	7	22	116	40,2
2	17	100	38,5	8	23	116	39,7 Éruption.
3	18	104	38,6	9	24	100	38,7
4	19	104	38,4	10	25	100	38
5	20	100	38,5	11	26	80	37,6

Si l'élévation du pouls pouvait faire soupçonner un état anormal chez cette malade, c'était un élément de diagnostic insuffisnat, au contraire, le tableau de la température quotidienne était plus affirmatif et devait conduire au diagnostic exact : affection variolique bénigne et discrète.

II. Breuillot (François), 25 ans, domestique, né dans le Doubs, entre le 19 novembre, salle Saint-Louis, n° 5.

Ce garçon était convalescent de rougeole quand il éprouva, le 27 novembre, quelques-uns des symptômes d'invasion de la variole : malaise, céphalalgie, faiblesse considérable. Sa température rectale qui, l'avant-veille, était de 37°6, s'élevait à 38. Le pouls montait de 60 à 80. Urine normale.

28 novembre. Même état. Tartre stibié 0 gr. 10 centigr.

1er décembre. Rachialgie, nausées avec légère diarrhée, bien que le malade ne prenne plus d'émétique depuis la veille.

Le 2. Sueurs abondantes. Sudamina confluents, la rachialgie est fort intense. Nausées. Insomnie.

Le 3. Eruption de 10 à 15 papules varioliques qui se développent régulièrement les jours suivants. Elles se cornent le 4.

		REMISSIONS.			EXACERBATIONS.			
Dates.	Jours.	Pouls.	T. R.	T. A.	Pouls.	T R.	T. A.	
Nov.								
25	»	68	37°6	37.5	60	37°6	37°4	
26	»	»	»	»	»	»	»	
27	1	»	»	»	80	38	38	
28	2	72	37.6	37.2	72	38	37.8	Tartre stibié.
29	3	72	37.8	37.4	68	37.8	37.6	
30	4	»	»	»	84	39	38.8	
Déc.								
1er	5	72	38.8	38	84	39.8	39.8	
2	6	80	40.2	39.8	80-84	40.2	39.8	
3	7	76	38.2	38.2	84	39	39	Eruption.
4	»	60	37.4	37.3	68	37.7	37.4	
5	»	56	37.4	37.2	»	»	»	

Le malade ne porte qu'une trace douteuse de vaccine. Il ne croit pas avoir été vacciné.

Ainsi, l'invasion dure au moins six jours pleins, la tempéra ture est constamment ascendante, sauf pendant l'usage du tartre stibié. Quant au pouls, sa fréquence assez forte ne donne que peu de nuance dans l'augment initial. Une température élevée soir et matin (40°2) précède l'éruption.

Température { Maximum. . 40,2 / Minimum. . 37 — Pouls . . . . { Maximum . . 84 / Minimum . . 56

Le minimum pouls et température s'observe le même jour. Même coïncidence pour les maxima.

III. Chevasne (Ernest), 19 ans, marchand de vins, né dans le Jura, entre le 28 octobre, salle Saint-Louis, n° 6.

Vacciné.

Convalescent de rougeole simple bénigne.

20 novembre. Frisson. Rachialgie, vomissement. Même état le lendemain.

Le 22. Insomnie. Céphalalgie intense. Urine normale. Vomissement.

Le 23. Eruption de 15 à 20 papules varioliques disséminées sur tout le corps. Cette éruption marche régulièrement les jours suivants. Dessiccation complète le 26 novembre.

Tableau de la température et du pouls.

	RÉMISSIONS.			EXACERBATIONS.			
Nov.	Pouls.	T. R.	T. A.	Pouls.	T. R.	T. A.	
21	»	»	»	100	40,3	40,4	
22	100	40,8	40,3	100	40,1	40	
23	64	38	37,8	68	38,2	38	Éruption.
24	60	37,6	37	64	37,8	37,4	
25	60	37,8	37,2	60	37,2	37	
26	60	37	36,4	56-60	37,4	37,2	

Nous ne voudrions pas affirmer que le malade n'a eu que trois ou quatre jours d'invasion puisque notre observation date du 21 novembre ; en tout cas, il nous paraissait bien portant avant le 20 novembre.

Une température élevée matin et soir, 40°,3 à 40°,8 se montre dans les deux derniers jours d'invasion.

Température. . .	Max. 40°8. / Min. 37.	Pouls.	Max. 100. / Min. 56.

Concordance exacte quant aux jours entre les maxima et minima.

IV. Van Wlinden, 25 ans, terrassier, né en Belgique. Saint-Louis, n° 14.

Vacciné. Eruption de quarante à cinquante boutons.

Convalescent de fièvre typhoïde.

	RÉMISSIONS.			EXACERBATIONS.			
Dates.	Pouls.	T. R.	T. A.	Pouls.	T. R.	T. A.	
Nov.							
19	72	37°	36°4	88	37°6	37°2	
20	92	»	»	»	»	»	
21	»	»	»	»	»	»	
22	»	»	»	140	41.4	41.2	
23	124	40.6	39.8	100	39.9	»	
24	92	39.2	38.4	88	28.2	Eruption.	
25	88	38	37.8	84	38	»	
26	84	37.8	37.4	84	37.8	37.4	
27	80	37.4	»	92	38	»	
28	80	38	»	88	37.6	Dessiccat.	
29	80	37.4	»	100	37.8	»	

Dans ce fait, il ne nous semble guère possible d'assigner plus de quatre jours à la période d'invasion. Le 19, la température était au-dessous de la normale, le malade était encore bien portant le 20 et le 21, car nous n'avons pas jugé à propos de constater l'état de son pouls ou de sa température. Cette lacune est regrettable puisqu'elle nous empêche de préciser le début. Malgré cela, nous avons cru devoir publier cette observation pour montrer la violence fébrile des deux derniers jours d'invasion.

V. X***, 19 ans, garçon marchand de vins, né dans le Grand-Duché de Bade, entre, le 29 novembre, salle Saint-Louis, n° 34.

Varioloïde. Éruption de quinze à vingt boutons.

Convalescent de rhumatisme articulaire aigu. Vacciné.

Nous résumons dans le tableau suivant les variations thermiques et sphygmiques.

	RÉMISSIONS.			EXACERBATIONS.			
Dates.	Pouls.	T. R.	T. A.	Pouls.	T. R.	T. A.	
Déc.							
6	76	38.2	38°2	92	39°	38.8	
7	88	38.4	38.2	96	38.6	38.5	
8	80	38.4	38	92	38.2	38.4	
9	84	38.2	»	80	38.6	38.6	
10	88	38.2	38	92	38.4	38.8	
11	80	39	39	88	40.1	39.8	
12	92	40	39.6	92	40.1	40	Eruption.
13	84	39	88.2	106	39.4	39.2	
14	64	37.6	37	80	38.4	38.6	Dessiccation.

Chez ce malade, le début de l'invasion n'est pas nettement indiqué; cependant nous devons dire que bien avant le 6 décembre nous observions sa température et son pouls, et que nous n'avons pas trouvé au-dessus de 38°,6 et de 84. Il est donc parfaitement admissible que l'invasion a pu commencer le 6 décembre, jour où l'accroissement est manifeste. Ce fait nous démontre que les premiers jours d'invasion n'ont rien de très-caractéristique, au contraire, l'état fébrile s'exagère dans les deux jours qui précèdent l'éruption. Le malade est incapable de nous renseigner davantage. La veille de l'éruption, il s'est senti mal à l'aise, il a eu de la rachialgie et des nausées, les jours précédents il n'avait rien remarqué d'anormal dans son état.

L'observation suivante, très-incomplète, donne une idée de la violence de la fièvre à la fin de la période d'invasion alors même que l'éruption est des plus discrètes.

VI. Flance (Catherine), 22 ans, domestique, née en Allemagne, entrée le 22 septembre, salle Sainte-Marthe, n° 45.

Vaccinée.

Convalescente de pleurésie. Cette femme se plaint, le 9 novembre, d'être moins à son aise; la fréquence de son pouls est plus grande, elle est abattue et somnolente. État gastrique assez prononcé, constipation. — Purgatif salin.

12 octobre. Rachialgie. Céphalalgie très-forte. Nausées. Sueurs. Le soir, la température axillaire est de 41°, le pouls est à 124.

Le 13. Éruption de cinq ou six papules varioliques sur la face. Pouls à 84. Température axillaire, 39°. Albumine et acide urique en petite quantité dans l'urine.

Le 14. Pouls à 60. Température axillaire, 36°,7. Sueurs abondantes. Quelques nouvelles papules se montrent en très-petit nombre sur la face et le reste du corps.

Le 15. L'éruption est papulo-vésiculeuse. Il serait difficile de compter plus de quarante boutons. Pouls à 56°. Température axillaire 36°7.

La malade quitte l'hôpital le 28 octobre.

On voit quelle violence avait la chaleur fébrile la veille de l'éruption, puisqu'elle était de 41° dans l'aisselle, et combien la défervescence est grande quand paraît l'éruption.

Observation VII (Saint-Louis, n° 22).

Vaccine légitime. — Confluence moyenne. — 4 à 5 cents vésico-pustules. — Guérison.

Demorat (Etienne), 24 ans, maçon, né dans la Creuse, entre le 13 mai, salle Saint-Louis, 13. Tempérament lymphatique; constitution forte; invasion de l'affection variolique le 9 mai.

Éruption le 11 mai. Dessiccation le 16. A son entrée, pustulation assez avancée, pas de gonflement de la face ou des mains.

Voici le tableau de la température et du pouls jusqu'à la dessiccation complète.

		RÉMISSIONS.			EXACERBATIONS.			
Mai.	Jours.	Pouls.	T. R.	T. A.	Pouls.	T. R.	T. A.	
13	5	»	»	»	88	39	38,4	
14	6	92	38,6	38'4	96	38,8	38,8	
15	7	92	38,8	38,4	88	39,2	39	
16	8	84	38,4	37,8	84	38,2	38	Dessiccation.
17	9	72	38	37,6	»	»	»	

Dans cette observation de variole bénigne, nous assistons à une fièvre secondaire du 14 au 16 mai, huitième jour; elle nous est nettement indiquée par la température et le pouls. Commencée le 14 au soir, elle est terminée le lendemain.

Les tracés 1, 2, 3 donnent la forme du pouls, les 14, 15, 16 mai, aux trois périodes raccourcies de cette affection variolique.

N° 1, 14 mai. — Éruption avancée.

N° 2, 15 mai. — Maturation.

N° 3, 16 mai. — Dessiccation.

Deuxième Série. — *Intensité moyenne.*

Observation VIII (Sainte-Marthe, n° 52).

Variole confluente. — Intensité moyenne. — Eruption abondante. — Guérison.

Gardella (Émilie), 15 ans, née à Paris, entre le 10 avril 1868, salle Sainte-Marthe, n° 52. Tempérament lymphatique; constitution chétive; vaccine légitime.

Cette enfant arrive en pleine éruption de variole avec un état de dépression intellectuel tel qu'il nous est impossible de connaître d'une façon précise le début de la maladie.

A son entrée, nous constatons une éruption à son maximum de développement, très-confluente à la face, abondante sur le reste du corps; subdélirium, bronchite de moyenne intensité; gonflement de la face très-marquée; bruit de souffle systolique assez doux à la pointe.

12 avril. Gonflement notable des mains, la dessiccation commence à la face.

Le 14. Le délire a cessé, le gonflement de la face diminue, la dessiccation se fait aux membres supérieurs; légère tuméfaction du pied et de la jambe droits.

Le 15. Le gonflement des mains a disparu, dessiccation complète et généralisée.

Les jours suivants l'état de cette malade est excellent, la dessiccation s'achève, les squames tombent.

Le 18. Alimentation.

Le 20. Diarrhée assez forte qui nécessite l'administration de teinture thébaïque; 20 gouttes le 21 avril. Malgré cela elle ne s'arrête que le 28.

Exeat le 7 mai; guérison complète.

ANALYSE.

Température	Maximum. .	40,2	Pouls	Maximum . . .	108
	Minimum. .	37		Minimum . . .	56

Correspondance exacte entre les maxima et minima, pouls et température quant aux époques, bien entendu.

Quoique très-incomplète, cette observation offre un certain intérêt. En effet, nous croyons qu'il est possible de dégager les inconnues de cette sorte de problème et de compléter ainsi l'histoire de notre malade. Examinons pour cela notre courbe thermique, son aspect seul nous indique que la malade entre à l'hôpital pendant la période secondaire, pendant la fièvre de maturation.

Admettant avec Borsieri, que cette fièvre débute le sixième jour, avec les auteurs modernes qu'elle a une durée de trois à quatre jours dans les cas bénins, il est permis de conclure, à l'aide des données que nous possédons, que le 12 avril, dernier jour de la fièvre secondaire, était le neuvième de la maladie et le sixième de l'éruption, le 11 avril était par conséquent le cinquième. C'est en effet l'âge que l'on pouvait donner aux vésico-pustules quand la malade est entrée à l'hôpital.

La courbe thermique nous montre encore deux petites exacerbations, l'une, le 18, reconnaissant pour origine probable l'alimentation, l'autre, le 21, que l'on peut attribuer soit à la diarrhée commençante ou à l'opium.

Pouls. — Son évolution est la même que celle de la température ; ses principaux caractères sont reproduits par les tracés ci-joints :

N° 1. 11 avril. — Fièvre secondaire, mêmes caractères le 12 ; le 13, l'amplitude est plus grande, la forme se modifie très-sensiblement.

N° 2. 14 avril. — Tracé commençant une série nouvelle s'arrêtant le 22. Dans celle-ci, nous ne constatons que des nuances légères, une sorte de dégradation du dicrotisme qui conduit au tracé 3.

N° 3. 22 avril. — Point de départ d'une série de tracés avec tension artérielle très-développée.

Dates.	Jours.	Rémissions. Pouls.	T. A.	Exacerbations. Pouls.	T. A.
Avril.					
11	8	100	38°8	104	39°2
12	9	104	39.8	108	40.2
13	10	96	39.7	92	38.8
14	11	84	38.3	80	37.8
15	12	76	37.8	»	»
16	13	92	38.2	»	»
17	14	88	37.8	80	38.1
18	15	88	37.9	76	38.4
19	16	68	37.4	88	37.8
20	17	72	37.8	80	37.8
21	18	68	37.5	76	38.6
22	19	64	37.2	60	37.4
23	20	76	37	68	37.6
24	21	68	37.4	»	»
25	22	80	37.1	72	37.6
26	23	64	36.9	68	37.2
27	24	68	37.4	76	37.7
28	25	60	37	68	37.4
29	26	56	37	80	37
30	27	76	37	»	»

Rémissions.

Tempér. aisselle. { Max. 39°8, 9e jour. Min. 36 9, 26e jour.

Pouls... { Max. 100, 9e jour. Min. 56, 28e jour.

Exacerbations.

Tempér. aisselle. { Max. 40°2, 9e jour. Min. 37, 29e jour.

Pouls... { Max. 104, 9e jour. Min. 60, 19e jour.

Observation IX (Saint-Louis, n° 29).

Auvray (Eugène), 30 ans, cultivateur, né dans le département de Seine-et-Oise, entré le 25 mars, salle Saint-Louis, n° 29.— Vaccine douteuse, tempérament sanguin, constitution très-forte. Début de l'invasion le 21 mars; symptômes bénins sans vomissement, sans frisson; éruption le 23.

Le 25, à son entrée, nous constatons une éruption confluente au visage et très-abondante sur le reste du corps; vésiculation commençante; bronchite; souffle systolique; maximum à la pointe.

Le 28. Gonflement notable de la face; subdélirium.

Le 30. Pustulation achevée; délire avec agitation; sueurs abondantes; potion avec alcool, 50 gr.

Le 31. Quelques vésico-pustules se cornent à la figure; même état général que la veille; lavement purgatif; le lende main le délire a cessé; il n'y a plus de tuméfaction de la face, la dessiccation est régulière, sueurs toujours profuses, souffle systolique plus intense qu'au début. Alimentation le 3 avril.

Du 8 avril au 24, un grand nombre d'abcès furonculeux se

montrent à la face et sur les membres. État général très-bon, mais le malade a quelques palpitations cardiaques. On entend à l'auscultation du cœur un bruit systolique râpeux surtout à la pointe du cœur.

Le 20, il est prescrit : Bromure de potassium 2 grammes, à continuer.

Le 29. Convalescence régulière.

ANALYSE.

Température..	Maximum.. 40,9	Pouls.......	Maximum.. 104
	Minimum.. 37,4		Minimum.. 52

Correspondance exacte entre les deux maxima pouls et température. Les minima ne coïncident pas.

Courbe thermique. — Nous voyons ici le début de la fièvre secondaire, on voit combien l'ascension est rapide et considérable. L'état fébrile s'accroît du 27 au 29, c'est-à-dire du huitième au dixième jour de la maladie ; puis la chute se fait avec des exacerbations quotidiennes prononcées, le déclin est évident; cependant la courbe se relève à plusieurs reprises, faiblement, il est vrai, mais d'une façon soutenue. Du 3 au 4 mai nous voyons une première élévation. Est-ce là une fièvre tertiaire, une fièvre de dessiccation? nous ne le croyons pas. Le cœur chez cet homme a été fortement touché, il se fait à cette même époque une poussée inflammatoire plus vive du côté de l'endocarde, le souffle systolique doux au début est maintenant beaucoup plus rude, et d'ailleurs nous aurions encore une explication non moins satisfaisante dans les diverses poussées furonculeuses que nous constatons à leur maximum les 8, 16 et 21 avril.

Pouls. Ses oscillations sont celles de la température ou du moins elles leur sont comparables. Plusieurs de ses caractères sont nettement indiqués par les tracés que nous donnons ici n° 1. Etat du pouls à l'entrée, 26 mars. Il est lent, irrégulier, avec un dicrotisme spécial.

2° 30 mars. Fin de la période de maturation . (Le délire du

malade nous a empêché de prendre les tracés des 27, 28 et 29 avril.)

Du 1er avril au 4. Pouls petit, tendu et lent; les 4, 5 et 6 nous retrouvons une légère modification du tracé 2. Même aspect, mais les pulsations sont moins fréquentes. Du 7 au 18, pouls lent, tension forte, ligne verticale brève.

3° 18 avril. L'affection cardiaque se révèle évidemment dans ce tracé de même que dans les suivants que nous croyons inutile de reproduire.

Il y a cependant une légère nuance, la tension est plus forte et la ligne oblique moins tremblée à partir du 21 avril; mais le malade a pris du bromure de potassium qui est un modificateur puissant du système circulatoire.

		Rémissions.		Exacerbations.	
Dates.	Jours.	Pouls.	T. A.	Pouls.	T. A.
Mars.					
26	7	72	38°4	»	»
27	8	»	»	64	38°2
28	9	»	»	92	39 3
29	10	»	»	104	40.9
30	11	88	38.8	96	39
31	12	96	40	80	39.6
Avril.					
1	13	68	38.9	72	39
2	14	68	38.8	68	38.2
3	15	60	37.8	80	38.8
4	16	64	38 2	88	39
5	17	72	38.2	80	38.5
6	18	72	38	80	38 4
7	19	68	38.1	80	38.2
8	20	80	38.2	80	38 5
9	21	64	38	80	38.1
10	22	72	37.8	80	38
11	23	72	38.4	80	39
12	24	60	37.8	84	38.6
13	25	60	38.1	68	38.1
14	26	60	37 6	68	37.9
15	27	68	37.8	»	»
16	28	68	38 4	76	38.6
17	29	64	37 8	60	37.7
18	30	68	37.8	72	37.8
19	31	64	37 2	80	37.7
20	32	60	37.8	68	38.2
21	33	68	37.6	68	38.3
22	34	68	38	60	37.8
23	35	64	37.5	76	37.5
24	36	60	37.6	60	37.6
25	37	68	37.8	»	»
26	38	60	37.8	60	37.6
27	39	52	37.8	»	»

Rémissions.

Tempér. axill...	Max. 40°,	12e jour.
	Min. 37.4,	37e jour.
Pouls...	Max. 96,	12e jour.
	Min. 52,	32e jour.

Exacerbations.

Tempér. axill...	Max. 40°9,	10e jour.
	Min. 37.5,	35e jour.
Pouls...	Max. 104,	10e jour.
	Min. 60,	29e jour.

Observation X (Saint-Louis, n° 13).

Balderarchi (Constantin), 33 ans, journalier, né à Plaisance, (Italie), entre le 22 mars, salle Saint-Louis, 13. Traces évidentes de vaccine, constitution forte. Tempérament sanguin. Cet homme est malade depuis le 20 mars, il présente les symptômes ordinaires de l'invasion. Constipation, vomissement le 21.

A son arrivée le 22, nous notons une éruption variolique à l'état naissant avec hyperémie intense de toute la face. Rash scarlatiniforme remarquablement développée aux plis inguinaux à la partie supérieure des cuisses, à la partie inférieure de l'abdomen. L'éruption est des plus confluentes au visage et dans la bouche, elle est plus discrète ou du moins paraît moins abondante sur le reste du corps.

Urine fortement albumineuse et chargée d'urée. Les jours suivants l'éruption évolue régulièrement, sa confluence devient plus apparente sur le tronc, sur les membres supérieurs. Elle est fort discrète au niveau des points envahis par le rash. Bruit de souffle systolique à la pointe du cœur, il est léger. Bronchite généralisée.

24 mars. La pustulation se fait régulièrement, cependant elle a une teinte blafarde. De très-nombreuses taches ecchymotiques apparaissent au cou, semblables à celles que nous retrouvons aux plis de l'aine. Subdelirium. Embarras gastrique avec constipation.

Le lendemain nouvelles taches ecchymotiques sur les membres supérieurs; ainsi le rash scarlatiniforme se généralise tout en conservant ses caractères primitifs là ou il s'est développé tout d'abord.

Le 26. Gonflement de la face, souffle systolique plus intense; légère excitation.

Le 27. Langue sale, haleine fétide, pustulation achevée généralement; mais il y a un grand nombre de papules rudimentaires, suintement sanguinolent par le nez, délire de parole. Le soir excitation telle que l'on est obligé de mettre à cet homme la camisole de force.

Le 28. Potion illico (alcool 50 gr.), dessiccation commençante à la face, agitation moins vive. Pupilles larges.

Le 29. Nuit mauvaise, délire furieux. La potion à l'illico est continuée, on donne en outre 20 gouttes de teinture thébaïque. Le soir le malade est plus calme, ses pupilles sont devenues très-étroites.

Le 31. Etat satisfaisant, dessiccation complète, intelligence normale. On supprime la potion à l'illico le 1er avril. Alimentation le 5 avril.

Les jours suivants l'état de cet homme s'améliore de plus en plus, les croûtes tombent, mais il continue à tousser la nuit. Le rash à disparu. Exeat le 11 avril. Les squames sont tombées, la toux a disparu. Convalescence avancée.

ANALYSE.

Température . .	Maximum . 40,6 Minimum . 37,6	Pouls	Maximum . . 112 Minimum . . 72

Il y a correspondance exacte entre le maximum et le minimum pouls et température, mais il n'y a pas égalité de valeur.

Courbe thermique. Trois phases : une période d'état ou plutôt la terminaison de l'augment initial, un déclin rapide s'effectuant en trois jours, suivi d'une nouvelle phase d'augment en rapport avec une fièvre de maturation. Le malade avait pris il est vrai de l'alcool et de l'opium, il avait un état cérébral pouvant très-bien justifier cette intensité plus forte de l'état fébrile, mais néanmoins nous sommes tenté de rattacher à une fièvre secondaire cette augmentation soutenue de la température et de lui subordonner les accidents nerveux.

Le mouvement fébrile a été très-peu intense, et d'une durée de trois jours. Le 31 la courbe s'abaisse d'une façon définitive.

Pouls. Ses oscillations sont les mêmes sous le rapport de la fréquence que celles de la température. Cependant nous ferons remarquer qu'il n'indique pas aussi bien la fièvre secondaire que les chiffres thermiques. L'augmentation de fréquence du 5 avril nous paraît tenir à l'alimentation.

TRACES SPHYGMOGRAPHIQUES (Variole).

OBSERVATIONS II ET III.

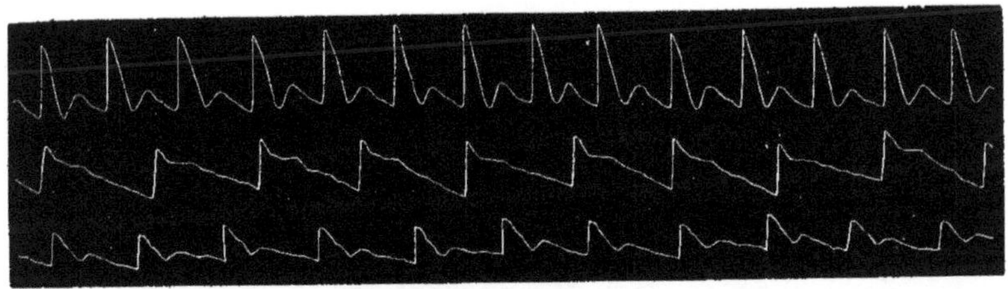

OBSERVATION VII.

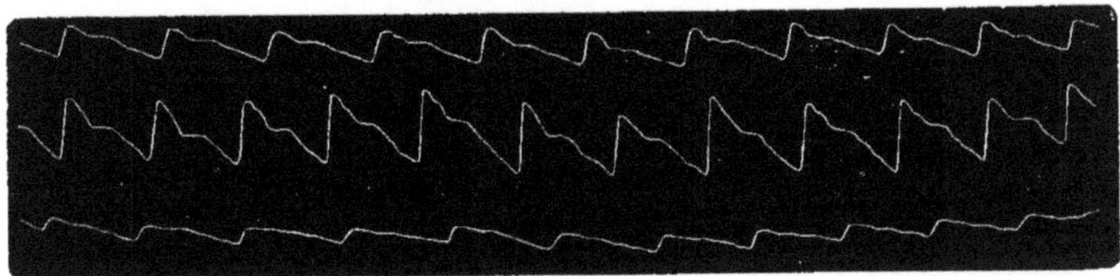

OBSERVATION VIII.

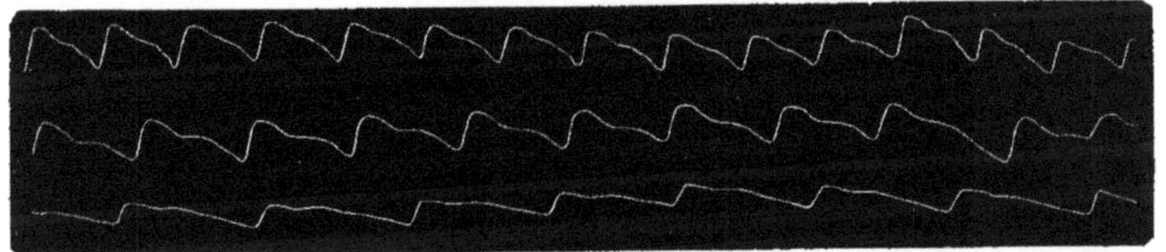

OBSERVATION IX.

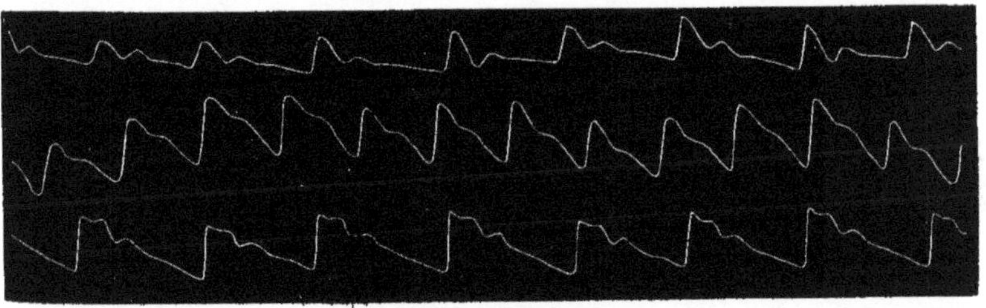

OBSERVATION X.

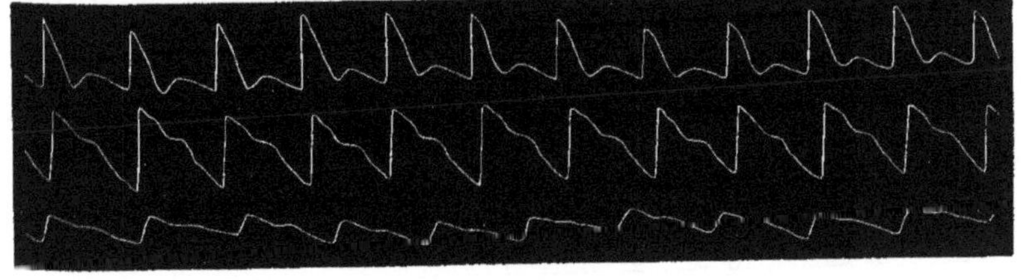

OBSERVATION IX.

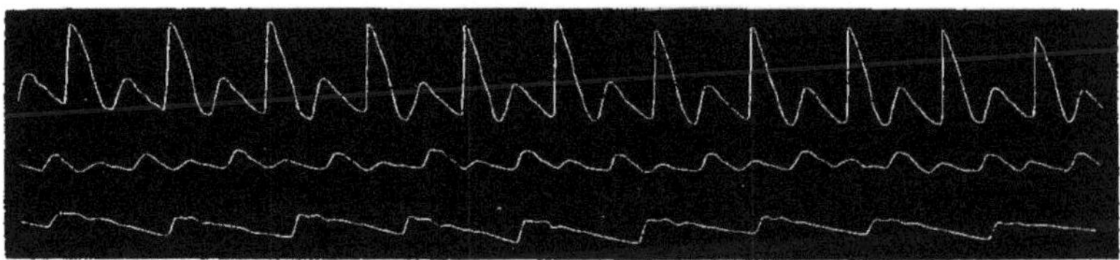

OBSERVATION X.

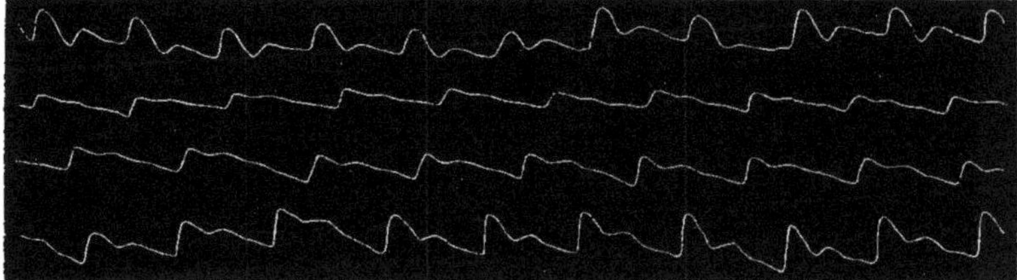

OBSERVATION XI.

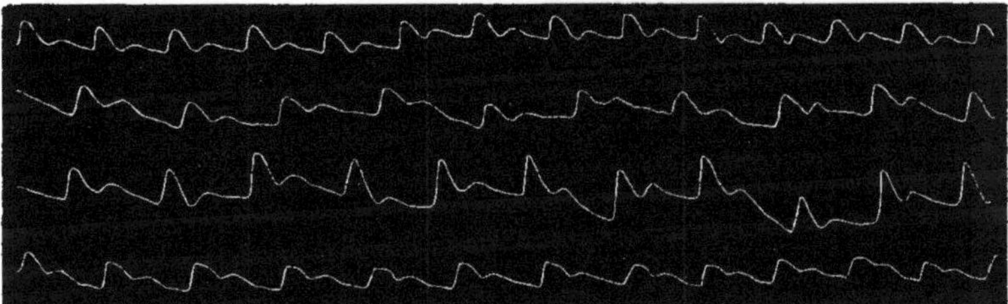

OBSERVATION XII.

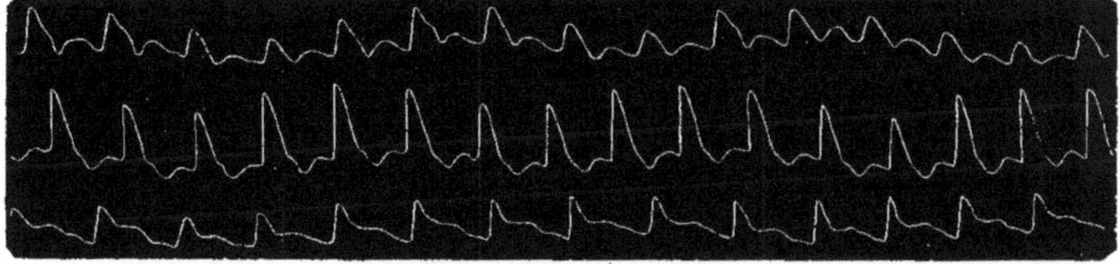

OBSERVATION XIII.

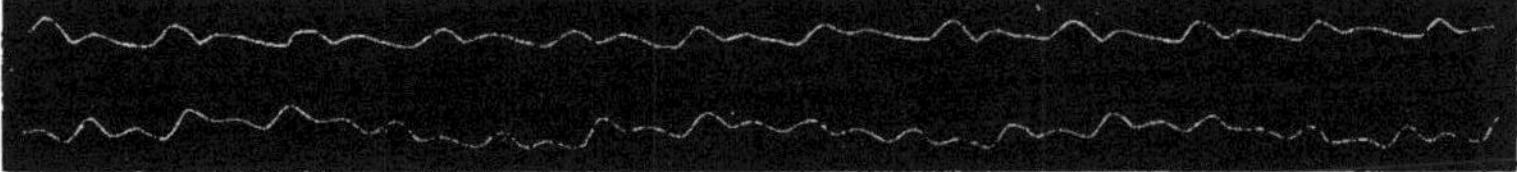

OBSERVATION XIV.

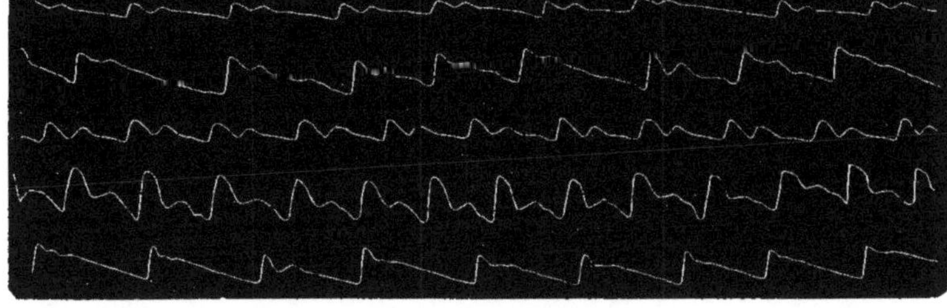

Nous donnons ici quelques-uns des tracés les plus importants de la série :

Celle-ci commence par le tracé 1.

23 mars. Impulsion vive et dicrotisme accentué.

Les jours suivants il y a peu de modifications.

Le 28. Commence une nouvelle période, l'aspect change ; le tracé 2 donne la forme nouvelle. Du 30 au 31 mars, l'état d'agitation du malade ne nous permet pas d'obtenir des tracés réguliers. Le 31 mars, le pouls a encore les caractères que nous voyons dans le tracé n° 2 ; mais, le 1er avril, l'impulsion cardiaque étant moins vive, la tension vasculaire plus forte, nous voyons le pouls prendre les caractères indiqués par le tracé 3 ; il les conserve jusqu'au départ du malade.

		REMISSIONS.			EXACERBATIONS.		
Dates.	Jours.	Pouls.	T. R.	T. A.	Pouls.	T. R.	T. A.
Mars.							
22	3	»	»	»	108	40°6	40°
23	4	96	40°4	40°	104	40.6	40
24	5	96	40.6	40.4	112	40.6	40.4
25	6	90	39.6	38.6	94	40.2	39.8
26	7	84	38.8	38.3	92	39 6	39.1
27	8	84	38.2	37.6	92	38.2	»
28	9	80	37.8	»	92	38.8	»
29	10	92	38.4	»	72	38.2	»
30	11	72	38.2	38	76	38.6	38.4
31	12	72	38.6	38.4	84	39	38.6
Avril.							
1er	13	76	38.4	38.2	80	38.6	38.4
2	14	72	38.2	38	80	38.2	38
3	15	72	37.8	37.6	80	38.2	38
4	16	80	38.1	37.8	76	38.1	38
5	17	72	37.8	37.6	100	38	37 8
6	18	76	37.8	37.5	88	38	38
7	19	72	37.6	37.4	»	»	»
8	20	76	»	»	84	37.6	37.8
9	21	84	37.8	37	»	»	»
10	22	»	»	»	88	38	38

Rémissions.			Exacerbations.		
Tempér. rectale.	Max.	40°6, 5e jour.	Tempér. rectale.	Max.	40°6, 3e, 4e, 5e jour.
	Min.	37.8, 9e, 15e jour.		Min.	37.6, 20e jour.
Pouls...	Max.	96, 4e et 5e jour.	Pouls...	Max.	112, 5e jour.
	Min.	72, 11e jour.		Min.	72, 10e jour.

OBSERVATION XI (Saint-Louis, n° 14).

Briande (Charles), 21 ans, charbonnier, né à Paris, entre salle Saint-Louis, n° 14, le 1er mai. Trace de vaccine légitime. Constitution très-forte, tempérament sanguin.

Début de l'affection le 28 avril. Symptômes ordinaires de l'invasion de la variole : frissons, vomissements, etc. L'exanthème paraît le 1er mai.

A l'arrivée du malade, nous trouvons une éruption à son début, papuleuse, assez confluente à la face. Sueurs abondantes. Toux, bronchite légère. Urine non albumineuse, mais contenant une forte proportion d'urée. Embarras gastrique avec constipation. Les jours suivants l'éruption devient plus abondante, son développement est normal, vésiculation le 3 mai. Erythème très-accusé autour des vésico-pustules.

Le 4. Gonflement de la face. La confluence de l'éruption est des plus évidentes, mais celle-ci est à différents degrés d'évolution, c'est-à-dire qu'à côté de vésico-pustules bien développées, il y a de petites papules. La salivation, commencée la veille, est assez abondante, sueurs profuses.

Le 6. Gonflement très-prononcé de la face, peu de salivation. Embarras gastrique atténué, sommeil calme. Pustulation achevée.

Les jours suivants le gonflement facial diminue, les pustules se cornent d'abord au visage, puis sur les autres parties dans l'ordre d'apparition. Les sueurs restent abondantes.

Le 12. La dessiccation est complète, l'urine est alcaline et précipite par la chaleur. Le précipité est forcé de carbonates et de phosphates calcaires.

Le 13. Convalescence franche.

Analyse.

Température.	max. 40°.	Pouls.	max. 96.
	min. 37°.		min. 52.

Correspondance exacte entre ces extrêmes de la température et du pouls.

Courbe thermique. — Elle débute par par un plateau très-élevé dans l'échelle de la température ; la défervescence se fait bientôt ; elle est rapide et continue, sans apparence d'exacerbation. Du 4 au 7 mai, nouvelle ascension, évidemment en rapport avec une fièvre secondaire débutant le septième jour de la maladie. Le déclin réel ne tarde pas à suivre ; il est régulier et continu.

Pouls. — Il suit les variations de la température ; comme cette dernière, il nous donne la notion d'une fièvre secondaire aux mêmes époques. Nous prenons dans notre série trois tracés importants.

N° 1. 1er mai. Début de l'éruption.

Cette forme se conserve jusqu'au 4 mai. Elle est alors modifiée et représentée par le tracé 2. Même état du pouls jusqu'au 13 mai, à une exception près, le 9 mai ; à cette date, le tracé obtenu a les mêmes caractères que le n° 1, avec un peu moins de fréquence et une ligne verticale plus élevée.

Tracé 3. 13 mai. Début de la convalescence. Pouls ralenti, plein et fortement tendu.

		REMISSIONS.			EXACERBATIONS.		
Dates.	Jours.	Pouls.	T. R.	T. A.	Pouls.	T. R.	T. A.
Mai.							
1er	4	»	»	»	96	48°8	40°4
2	5	96	40°9	40°6	88	40.6	40.2
3	6	76	39.1	38.8	72	38.6	38.4
4	7	68	38.4	38	84	38.4	38.4
5	8	84	38.6	38	92	39.2	39
6	9	84	39.2	38.8	84	39.5	39.3
7	10	84	38 8	38.6	76	38.8	38.4
8	11	72	38.2	38	84	38.4	38.2
9	12	72	38.1	37.8	76	38.2	38
10	13	56	37.8	37.5	76	38.2	38
11	14	60	37.8	37.6	64	37.7	37.4
12	15	60	37.2	37	62	37.8	37.4
13	16	52	37	36.9	»	»	»

Rémissions.			Rémissions.		
Températ. rectale..	Max. 40°9,	5e jour.	Températ. rectale..	Max. 40°8,	4e jour.
	Min. 37,	16e jour.		Min. 37.7,	14e jour.
Pouls.....	Max. 96,	5e jour.	Pouls.....	Max. 96,	4e jour.
	Min. 52,	16e jour.		Min. 62,	15e jour.

OBSERVATION XII (Sainte-Marthe, n° 45).

Vacher (Marie-Louise), 25 ans, domestique, née dans l'Ille-et-Vilaine, entre le 2 mars, salle Sainte-Marthe, n° 45. Non vaccinée, tempérament sanguin, constitution forte. Début de la maladie le 29 février au soir; malaise considérable, faiblesse extrême.

1er mars. Rachialgie, vomissements, sueurs, insomnie, dyspnée.

Le 2. Même état, troubles gastriques persistants, constipation, langue sèche et fuligineuse, petites papules, au nombre de 5 ou 6 sur la cicatrice ombilicale et sur le ventre, ressemblant à de très-petites taches rosées lenticulaires.

Le 3. Huit ou dix autres de ces papules se montrent sur la face et sur le cou, température axillaire, 39°9. Ganglions cervicaux engorgés et indolents, urine très-albumineuse. — Ipéca 1 gr. 50.

Le 4. Mêmes symptômes que la veille; abattement plus marqué, éruption variolique plus distincte et confluente à la face principalement. Elle est discrète partout ailleurs.

Les jours suivants les papules deviennent vésiculeuses, puis pustuleuses, s'ombiliquent; la rachialgie disparaît. Souffle cardiaque systolique assez fort, éruption abondante.

Le 8. Diarrhée, gonflement de la face.

Le 9. Mouvement fébrile accentué, la diarrhée persiste, l'éruption est abondante, surtout au visage et aux membres supérieurs, elle est plus discrète sur le reste du corps.

Le 10. Gonflement très-notable des mains, considérable de la figure et léger des pieds; éruption à son summum de développement.

Le 12. Diarrhée persistante, les pustules se sèchent autour des lèvres, elles sont entourées d'une auréole très-rouge; et elles sont opalines.

Le 13. Dessiccation complète à la face; elle continue sur le reste du corps d'une façon régulière.

Le 28. Exeat.

RÉMISSIONS.

Mars.	Pouls.		Mars.	Pouls.	
2	120	Éruption.	8	84	
3	128		9	80	
4	120		10	96	Fièvre secondaire.
5	96		11	100	Fièvre secondaire.
6	100		12	120	Fièvre secondaire.
7	»		13	100	Dessiccation.

Nous donnons, quoique très-écourtée, cette observation pour montrer la forme du pouls.

N° 1. 3 mars. Eruption à peine perceptible.

N° 2. Début de la fièvre de maturation, le 8.

Même état du pouls jusqu'au 12 mars.

Les tracés intermédiaires du 3 au 8 mars se rapprochent du type indiqué par le tracé n° 1.

Nous ferons remarquer que la fréquence des pulsations est moindre au moment de la fièvre secondaire que pendant le développement de l'exanthème.

FORME GRAVE OU MORTELLE.

OSERVATION XII.

Variole confluente.— Période d'éruption. — Mort pendant la fièvre secondaire.

Stock (François), 54 ans, terrassier, né en Belgique, entre le 15 avril, salle Saint-Louis, n° 30.

Constitution forte, tempérament sanguin.

Cet homme ne porte aucune trace de vaccine ; il nous dit qu'il est enrhumé depuis le 9 avril, mais que sa santé s'est surtout troublée le 12. Il eut alors un peu de rachialalgie, quelques petits frissons, de l'embarras gastrique sans vomissement. Son sommeil était agité ; il consulta un médecin qui lui fit prendre un purgatif.

Éruption de papules varioliques le 14.

A son entrée, le 15, nous constatons une éruption papuleuse confluente, mais très-peu développée, avec catarrhe des voies respiratoires ; troubles gastro-intestinaux consistant en constipation ; anorexie, état saburral de la langue.

Salivation abondante, faiblesse générale. Urine abondante

contenant de l'albumine. L'acide nitrique, versé lentement, produit un nuage opalin qui, traité par l'alcool, disparaît presque entièrement. Cette matière semble se comporter comme les résines biliaire ou copahivique que l'on retrouve dans l'urine dans le cas d'ictère ou d'ingestion de copahu. Sa provenance n'a pas pu être déterminée ; le malade n'avait pris d'autre médicament qu'un purgatif, dont nous ignorons la nature.

17 avril. L'éruption continue son évolution d'une façon irrégulière ; à côté de vésico-pustules en voie de développement nous voyons de petites papules à l'état naissant. Erythème très-accusé et généralisé. Soif vive, constipation, sommeil.

Le 20. La langue se sèche, la soif est grande, les mains se gonflent, ainsi que la face ; les pustules sont grosses et ombiliquées ; abattement ; la teinte rouge érythémateuse a fait place à une coloration livide.

Le 22. Même état ; prostration, œdème des jambes et des pieds, langue sèche et fuligineuse, peu de tuméfaction des mains. Mort à quatre heures du matin, le 23 avril.

Autopsie. Nous trouvons une congestion des deux poumons ; des plaques laiteuses, épaisses et larges, sur les deux feuillets du péricarde, des hyperémies rénales et spléniques. Le foie paraît normal.

RÉFLEXIONS.

Température. .	Maximum. . 41,2		Pouls.	Maximum . 124
	Minimum . . 38,4			Minimum . 88

La courbe thermique nous présente deux phases bien distinctes. La défervescence relative du début, puis une élévation considérable à la fin. La première moitié de la courbe répond au développement de l'éruption ; la seconde correspond à la fièvre de maturation. Nous disions tout à l'heure défervescence relative, à cause du chiffre élevé représentant la température minima (38,4). La fièvre secondaire commence ici le 19 avril, sixième jour de l'éruption, huitième jour de la maladie. Cette fièvre a une influence considérable sur la température ; il n'y a qu'une seule rémission le 22, mais elle est de courte durée ; le soir même, nous notons 41° 2, dix heures avant la mort qui arrive le 23 avril, douzième jour de la maladie.

Le pouls offre, sous le rapport de la fréquence, deux périodes de tout point comparables aux phases thermiques, déclin correspondant à l'éruption, puis élévation graduelle quand arrive la maturation. Il a, du reste, quelques caractères particuliers que nous montrent bien clairement les tracés sphygmographiques.

N° 1. 15 avril, deuxième jour de l'éruption : faible tension, pouls dicrote; plateau en rapport avec l'altération athéromateuse des artères.

Nous observons cette même forme avec de légères nuances dans l'élévation de la ligne verticale jusqu'au 18 avril.

Tracé n° 2. Forme nouvelle avec plus de tension et absence de dicrotisme. Elle reste la même jusqu'au 21 avril; elle est alors un peu modifiée et telle que l'indique le tracé n° 3, pris le 22 avril.

		RÉMISSIONS.			EXACERBATIONS.		
Dates.	Jours.	Pouls.	T. R.	T. A.	Pouls.	T. R.	T. A.
Avril.							
15	4	»	»	»	96	40°	39.6
16	5	78	38.6	38°2	88	39.2	38.8
17	6	88	38.8	38.2	92	39	38.6
18	7	92	38.4	38.2	100	39	38 8
19	8	100	38.4	38	120	39.6	39 2
20	9	100	39.6	39.2	120	40	39.6
21	10	112	40	39.6	124	41.1	41
22	11	108	40	39.8	120	41.2	41.1

Rémissions.		Exacerbations.	
Tempér. rectale.	Max. 40°, 10e et 11e jour. Min. 38.4, 7e et 8e jour.	Tempér. rectale.	Max. 41°2, 11e jour. Min. 39, 6e et 7e jour.
Pouls...	Max. 112, 10e jour. Min. 78, 5e jour.	Pouls...	Max. 124, 10e jour. Min. 88, 5e jour.

Observation XIV (Salle Saint-Louis, n° 14).

Variole confluente. — Mort pendant la fièvre secondaire.

Maillerot (Louis), 26 ans, maçon, né dans la Corrèze, entre le 5 décembre, salle Saint-Louis, n° 14. Tempérament sanguin, constitution forte; vacciné.

Ce garçon est malade depuis le 1er décembre. Il eut les symptômes ordinaires de l'invasion variolique, mais sans grande violence. Eruption le 3 décembre.

Le 5. A son entrée, nous constatons une éruption variolique des plus confluentes à la face et sur les membres, cohérente sur le tronc; le cœur bat régulièrement; il n'y a pas de signes stéthoscopiques anormaux à noter.

Le 6. Le gonflement facial commence.

Le 7. Salivation modérée.

Le 8. Les pustules blanchissent.

Le 9. Embarras gastrique très-marqué; constipation opiniâtre depuis le 1er décembre. Huile de ricin, 16 gr.

Le 10. Plusieurs garde-robes ont été obtenues; gonflement des mains et des pieds. Les pustules varioliques de la face laissent suinter un ichor jaunâtre qui se concrète pour former une couche ayant l'aspect de gros miel.

Le 11. Intelligence un peu obtuse.

Illico avec alcool, 50 gr.

Le soir, agitation assez forte, la langue est toujours humide. L'éruption a une coloration un peu livide.

Le 12. Même état.

Le 13. Nuit mauvaise; agitation telle, qu'on est obligé de lui mettre la camisole de force. — Nous constatons un souffle systolique à la pointe du cœur avec de légers froissements périodiques.

Le malade meurt à onze heures du matin.

Autopsie. — Les lésions cardiaques ont encore ici une complète évidence. L'endopéricardite est manifeste.

Péricarde. — Son feuillet pariétal est parsemé de petites élevures blanches assez saillantes réunies en groupes ou disséminées, mais abondantes surtout dans le cul-de-sac supérieur. Le feuillet viscéral nous offre de larges taches laiteuses au niveau des ventricules. Au contraire, sur les oreillettes l'exsudat est uniformément répandu, généralisé et plus épais. En disséquant la membrane séreuse, on peut voir que les épaississements lui sont propres, la couche musculaire paraît saine à leur niveau.

Endocarde. — Il est épaissi et opaque dans les cavités auriculaires. Au niveau des deux orifices auriculo-ventriculaires, il y a de nombreuses traînées blanches demi-transparentes.

Valvules. — Les valvules mitrales et aortiques sont boursouflées près de l'insertion des cordages du cœur, leur teinte est opaline. Celles du cœur droit sont normales.

Analyse.

Courbe thermique. — Elle débute par la chute relative des premiers jours de l'éruption, puis survient une courte période d'état à faibles rémissions; enfin le dixième jour de la maladie commence l'élévation de la courbe en rapport avec l'apparition de la fièvre secondaire. L'ascension est rapide, presque continue, puisqu'il n'y a qu'un léger plateau du 10 au 11 décembre; le treizième jour elle atteint le chiffre de 42° une demi-heure avant la mort du malade.

Le pouls a varié comme la température, ses oscillations lui sont exactement comparables.

Le tracé 1 donne une idée de sa forme quelques heures avant le début de la fièvre secondaire, le 10 décembre au matin.

		Rémissions.		Exacerbations.	
Dates.	Jours.	Pouls.	T. R.	Pouls.	T. R.
Déc.					
5	5	»	»	84	39°
6	6	80	39°	84	39
7	7	76	38.4	88	39.4
8	8	80	39.2	96	39.4
9	9	88	39.2	88	39.2
10	10	84	39.1	100	40
11	11	92	40	90	40.4
12	12	100	41	112	40.6
13	13	128	42	»	»

Rémissions.

Tempér. rectale.	Max. 42°, 13e jour. Min. 38.4, 7e jour.
Pouls...	Max. 128, 13e jour. Min. 76, 7e jour.

Exacerbations.

Tempér. rectale.	Max. 41°6, 12e jour. Min. 39, 6e et 7e jours.
Pouls...	Max. 112, 12e jour. Min. 84, 6e et 7e jours

Variole confluente (Observ. XV, Saint-Louis, n° 19).

Variole confluente. — Guérison. — Erysipèle intercurrent. — Mort.

Joseph Pomarède, 20 ans, maçon, né à Paris, entre le 7 novembre salle Saint-Louis, n° 14.

Tempérament sanguin. Constitution moyenne.

Ce jeune homme ne croit pas avoir été vacciné. Nous trouvons au bras droit des traces fort douteuses de vaccine. Il est malade depuis le 3 novembre. Le 10 octobre il avait pris le lit et la chambre d'un varioleux. Il semble donc qu'il y ait eu vingt-huit jours d'incubation.

Le 3 novembre, il éprouve du malaise et de la rachialgie avec troubles gastriques sans diarrhée ni vomissements.

L'éruption apparaît le 5 novembre.

Le 7, à l'entrée, nous constations une éruption papuleuse très-confluente sur la moitié supérieure du corps, discrète sur l'autre moitié. Taches ombrées des plus évidentes sur la paroi abdominale et sur la poitrine. Hypertrophie indolente des ganglions cervicaux épitrochléens et inguinaux. Appétit, constipation, langue normale.

Le 8. Éruption confluente dans toute la cavité buccale et l'arrière-bouche, salivation des plus abondantes, léger gonflement de la face, vésiculation régulière.

Le 9. Fièvre secondaire.

Le 10. La sialorrhée, qui les jours précédents pouvait être estimée à plus d'un litre, semble diminuer en même temps qu'augmente le gonflement du visage. La pustulation est régulière et bien développée.

Le 12. Le gonflement facial s'arrête. Tuméfaction notable des mains. Quelques pustules se cornent autour du nez. Salivation très-réduite. Glycosurie légère, traces d'albumine dans l'urine.

Le 14. Mains très-tuméfiées. Les pustules ont l'aspect de gouttelettes de cire vierge. La dessiccation continue à la face, elle commence sur le reste du corps ; constipation rebelle.

Le 15. Dessiccation complète à la face. Selles abondantes. La salivation est faible.

Le 17. Sueurs profuses. Alimentation. Le lendemain la dessiccation est complète et générale. Chute de quelques squames.

Le 19. Nous constatons un début d'endocardite. Souffle assez rude à la pointe au premier temps.

Le 21. Le bruit systolique est plus intense ; il est possible de constater quelques légers frottements péricardiques. — 2 gr. de bromure de potassium.

Le 26. La plus grande partie des squames a disparu. Otorrhée droite légère. État général moins satisfaisant. Endopéricardite plus forte.

Le 27. On donne d'heure en heure au malade quatre pilules de 0,01 centigr. d'extrait de veratrum viride. Le soir, légère épistaxis, vomissements abondants produits par le médicament.

Le 28. Un érysipèle apparaît au visage au niveau de la paupière gauche.

Signalons en passant ce fait que le malade a pour voisin un jeune homme atteint d'érysipèle facial spontané.

Sous l'influence du veratrum viride, le malade a un vomissement très-abondant après la quatrième pilule.

Les jours suivants l'érysipèle gagne le nez et les joues.

Le 29. Gonflement douloureux de l'épididyme du côté droit.

Le 30. Une partie de la face est envahie par l'érysipèle. Les ganglions préauriculaires sont tuméfiés et douloureux.

Le lendemain, la rougeur et la tuméfaction érysipélateuse ont diminué. On cesse d'administrer l'extrait de veratrum viride.

3 décembre. L'érysipèle a totalement disparu ; l'état général est bon.

Le 4. Nuit mauvaise ; céphalalgie, douleur vive de l'œil droit, qui est rouge et larmoyant. Diarrhée peu abondante ; fièvre intense.

Prescription : 4 pilules de veratrum viride à prendre une toutes les deux heures.

Le soir, vers six heures, cet homme meurt subitement.

Autopsie. Elle ne nous révèle rien d'anormal du côté de l'encéphale ou de ses enveloppes.

Les poumons sont très-congestionnés à leur bord postérieur et emphysémateux.

Les reins sont également hyperémiés.

Le cœur est assez volumineux; il offre des signes évidents d'ondopéricardite.

Le feuillet viscéral du péricarde est d'une teinte louche ; il est épaissi sur toute sa surface.

Les valvules mitrale et sigmoïdes (de l'aorte) sont tuméfiées, opaques et d'un blanc mat assez uniforme.

L'endocarde offre un grand nombre de traînées laiteuses, dans les ventricules près des valvules; dans les oreillettes, la teinte opaline est uniforme.

Les autres viscères sont sains.

Analyse. Ce fait est fort remarquable; nous en signalerons les points principaux. Ce sont : les symptômes bénins de l'invasion, l'abondance si grande de la salivation, l'érysipèle intercurrent et la mort subite.

Courbe thermique. Elle donne une idée exacte de la maladie. Elle commence au stade d'éruption; elle nous montre la chute ordinaire des premiers jours.

Le huitième jour survient la fièvre de maturation; elle est modérée, avec quelque petite rémission. Le thermomètre ne monte pas au delà de 40°8; puis survient le déclin, rapide d'abord, puis rémittent. La fièvre n'a pas pour cela cessé, car ce malade a toujours une température de 38° au moins.

Du 17 au 18 novembre, petite exacerbation causée par l'alimentation.

Du 25 au 26. Élévation brusque; l'invasion de l'érysipèle est nettement décrite par la courbe; la chute est cette fois encore rapide au moment de l'apparition de l'exanthème, mais elle est incomplète; l'érysipèle a marché.

1er décembre. La défervescence est grande et brusque; la température rectale, qui la veille était de 40°6, s'est abaissée à 37°8; il y a donc un écart de près de 3 degrés.

Du 3 au 4. Nouvelle élévation de 38°4 à 40°6, au milieu d'un état général relativement satisfaisant, quand l'érysipèle de la face semblait éteint; puis le malade meur tsubitement dans un état fébrile exagéré.

Que s'est-il passé, comment a succombé ce malheureux?

La syncope nous paraît certaine, car au moment de la mort, il a pâli tout à coup; en quelques instants, il avait cessé de vivre.

Mais dans quelles conditions s'est développée cette syncope? Nous allons l'examiner. Il y avait chez cet homme un état aigu évident; la température élevée du matin, la forme du pouls, le malaise général, semblent indiquer l'invasion d'une affection intercurrente, d'une nouvelle poussée d'érysipèle, par exemple, que l'on pourrait encore localiser à la face, en raison des douleurs vives de la région de l'œil droit.

Quoi qu'il en soit, il y avait chez lui un état paralytique des vaisseaux artériels, que rend évident le tracé sphygmographique n° 3. La tension vasculaire fait complétement défaut, l'impulsion du cœur est telle que la ligne verticale ou d'ascension est de 2 centimètres. Il y a là évidemment un désordre paralytique qui devait aboutir à l'arrêt complet des contractions cardiaques.

Mais pourquoi cette paralysie? Est-elle le résultat de l'affaiblissement du malade éprouvé par deux affections graves? Nous l'ignorons; la voyant naître pendant un mouvement fébrile intense, nous sommes tout disposé à en voir là l'origne, sans aller au delà de ce phénomène capital.

Skoda, depuis 1863, a signalé des états paralytiques des muscles papillaires dans la fièvre typhoïde, causant des désordres cardiaques plus ou moins graves, pouvant aller jusqu'à la mort. Nous voyons donc qu'il en est de même dans la variole, au moins d'après notre observation; mais alors la paralysie se généralise à tout le muscle cardiaque.

Nous signalerons, en terminant l'étude thermique de ce fait, un point intéressant et bien anormal. Chez ce malade, la température axillaire pendant la fièvre de maturation et le déclin a le plus souvent été supérieure à la température rectale; la différence a été quelquefois 5 dixièmes de degré.

Du pouls. — Ses oscillations sont les mêmes que celles de la température; comme cette dernière, il nous donne une idée exacte de la fièvre secondaire et de l'affection intercurrente. Nous ferons remarquer quelques nuances dues à l'action de l'extrait de veratrum viride; ce médicament est administré le 27 novembre, vers midi; le pouls qui, avant l'ingestion de l'extrait, était à 92, tombe le soir à 72; les jours suivants, l'exacerbation sérale est supprimée par cet agent, les chiffres du matin et du soir sont semblables.

Sa forme est représentée parles tracés 1, 2 et 3.

N° 1. — 8 novembre, au matin, avant le début précis de la fièvre secondaire.

N° 2. — 11 novembre, tracé correspondant à cette fièvre.

N° 3. — 4 décembre, forme du pouls, quelques heures avant la mort. La paralysie des vaso-moteurs est ici nettement indiquée par les deux lignes des pulsations.

		RÉMISSIONS.			EXACERBATIONS.		
Dates.	Jours.	Pouls.	T. R.	T. A.	Pouls.	T. R.	T. A.
Nov.							
7	5	»	»	»	80	39°2	39°
8	6	80	38°2	38	»	»	•
9	7	76	38	38	88	38.4	38.6
10	8	80	38.8	38.6	92	39.2	39.1
11	9	112	39.4	39.2	120	39.4	39.4
12	10	116	39.2	39.4	»	»	•
13	11	120	40.3	40	120	40.6	40.8
14	12	112	40	40	96	40.4	40.3
15	13	88	38.6	39	88	39.2	39.2
16	14	100	38.2	38.1	84	39	38.5
17	15	92	38.6	38.6	104	39.4	39.6
18	16	100	39.2	39.2	92	39.6	39.4
19	17	88	38.6	38.6	96	39.2	39.4
20	18	80	38.2	38.1	92	39.2	39.4
21	29	84	38	38.4	92	38.8	39
22	20	80	38	38	84	38.4	38.6
23	21	68	38	38	88	38.4	38.7
24	22	80	38.2	38.2	88	38.4	38.8
25	23	84	38	38.4	92	38.6	39.2
26	24	84	38.4	38.6	100	40.2	40.3
27	25	92	39.2	39.3	72	39.4	39.5
28	26	68	38	38.2	68	39	39.2
29	27	68	38.2	38.5	64-68	39.2	39.4
30	28	68	38.6	38.7	68	40.6	41
Déc.							
1er	29	56	37.8	37.7	72	38.2	38.4
2	30	80	37.9	38.1	80	38	38.4
3	31	68	37.8	37.9	80	38.4	38.6
4	32	96	40.6	40.8	84	40.6	40.4

Rémissions.		Exacerbations.	
Températ. rectale...	Max. 40°6, 32e jour. Min. 37.8, 29e jour.	Tempér. rectale.	Max. 40°6, 13e jour. Min. 38, 30e jour.
Pouls.....	Max. 120, 13e jour. Min. 56, 29e jour.	Pouls...	Max. 120, 13e jour. Min. 68, 26e, 27e et 28e jours.

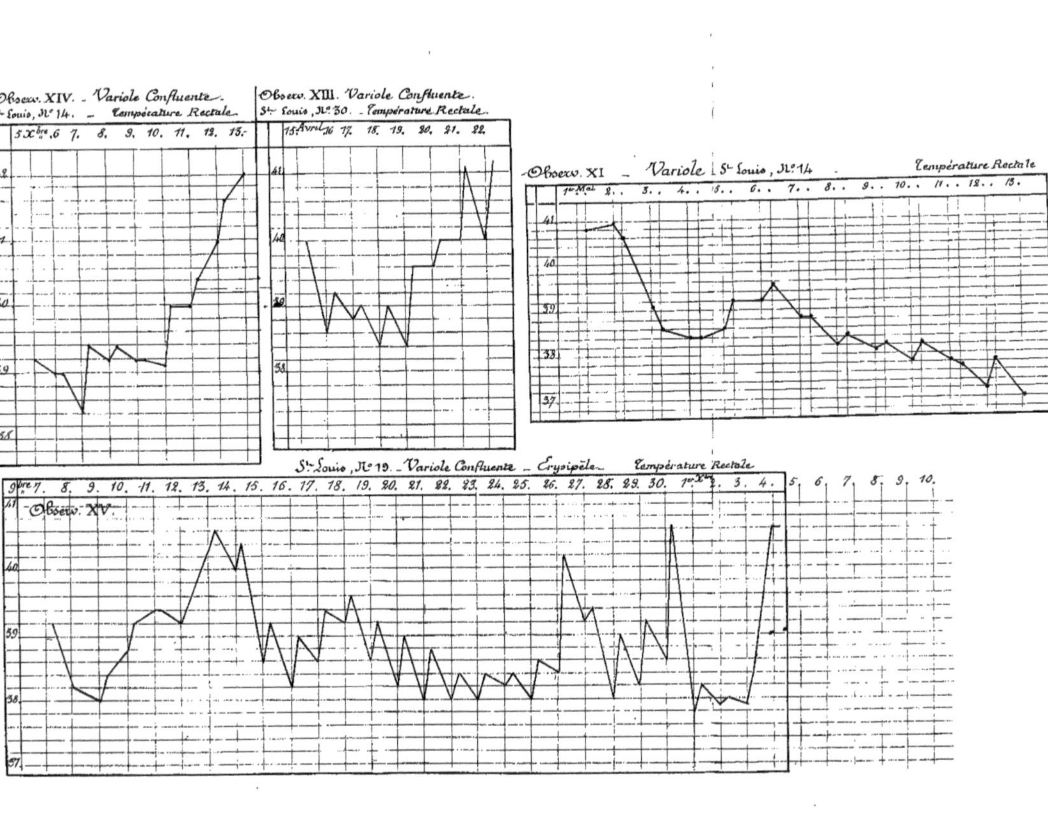
Observ. XIV. - Variole Confluente.
St Louis, N° 14. - Température Rectale.
Observ. XIII. Variole Confluente.
St Louis, N° 30. - Température Rectale.
Observ. XI - Variole St Louis, N° 14 - Température Rectale
St Louis, N° 19. - Variole Confluente - Erysipèle - Température Rectale
Observ. XV.

AFFECTIONS VARIOLIQUES.

RÉSUMÉ ANALYTIQUE.

Formes bénignes. — Nous avons pu assister au début de six petites véroles remarquables par l'état discret de l'éruption. Nous avons observé un phénomène constant sur lequel nous devons insister : c'est la violence fébrile des deux derniers jours d'invasion. La température est considérable, son minimum a été de 40° 1, son maximum de 41° 4. Le pouls a varié de 84 à 140.

La durée de l'invasion fut de quatre à sept jours.

Les variations thermiques ou sphygmiques sont à peine appréciables dans les trois premiers jours de cette période, quand sa durée est de six jours au moins.

La défervescence est rapide ; elle suit de très-près l'éruption, elle est retardée quand l'éruption n'est pas complète à son début.

La chute est franche et se maintient.

Nous n'avons pas vu d'exacerbation évidente avant la dessiccation dans les cas où il n'y a pas eu un développement de plus de soixante vésico-pustules. Dans l'observation 7, où la confluence est plus notable, la fièvre secondaire est incontestable. Abaissement au-dessous de la normale du pouls et de la température pendant le déclin.

Tracés sphygmographiques. — Ils nous offrent deux formes principales que nous avons trouvées dans l'invasion : tracé 1, observation 3, pris la veille de l'éruption. Le n° 2 coïncide avec l'éruption chez le même malade. — N° 3, invasion (observation 2), deux jours avant l'éruption.

En résumé, il n'y a dans cette variété d'affection variolique que deux états du pouls et de la chaleur : l'augment initial et le déclin.

Varioles de moyenne intensité. — Le début ne nous est pas connu, mais il résulte des Observations de Traube, Wunderlich, Spielmann, Thomas, Richard, Leo, etc., que la fièvre du début est continue, ascendante. La température est très-élevée (Roger). Hirtz signale une moyenne de 40° 2 à 42.

La température s'abaisse quand survient l'éruption, à moins que celle-ci ne se fasse en plusieurs temps.

Les symptômes thoraciques et abdominaux (catarrhe bronchique, diarrhée) se montrent avec des températures très-élevées.

Une anomalie dans le stade ascensionnel peut faire prévoir une affection anomale.

Nos observations semblent faire ressortir les faits suivants dans le déclin.

L'éruption s'achève avec une température élevée (observation 10 et 11). Il y a une sorte de période d'état où nous constatons les maxima du pouls et de la température.

Dans ces deux observations nous signalerons une fièvre secondaire très-atténuée, courte, précédée d'une défervescence incomplète et suivie de la dessiccation. Elle débute le septième ou le huitième jour. Les observations VIII, IX et XII nous font voir une fièvre secondaire assez violente, présentant ses maxima les neuvième et dixième jours, puis un déclin traînant, correspondant à la dessiccation. Son début ne peut être exactement fixée dans la Ire; elle date du septième jour dans l'observation IX.

Le stade ascensionnel de la fièvre secondaire varie de deux à quatre jours.

La défervescence est d'autant plus rapide que le maximum a été moins élevé.

La durée de la fièvre de maturation est d'autant plus courte que la confluence est moindre.

Les caractères sphygmographiques du pouls sont distincts suivant le stade.

La fièvre secondaire lui donne une allure toute particulière, le dicrotisme disparaît ou tend à disparaître, malgré une fréquence souvent très-grande.

Pendant la dessiccation, le pouls prend quelquefois une forme anormale qui nous semble résulter d'une altération organique des orifices cardiaques; nous essayerons de le démontrer plus loin.

Forme grave ou mortelle (Observ. XIII, XIV et XV).

Nous n'avons pas assisté au début de l'affection ; nous ne pouvons donc rien dire d'après nos observations personnelles. Mais il résulte des recherches de Thomas et de Richard Leo que la température est ascensionnelle aussi bien dans les varioles bénignes que dans celles qui sont graves.

Dans la forme grave, l'ascension dure quatre jours à partir du début de la maladie ; il se produit à la fin du quatrième jour un abaissement relatif. Nous signalerons cette chute du quatrième jour dans l'observation XIII.

Dans nos trois observations, la fièvre secondaire a commencé du septième au huitième jour.

Dans les deux cas où la température et le pouls ont atteint les chiffres élevés de 41°,2, 42°, 124 et 128, la mort est arrivée le onzième et le treizième jour.

Au contraire, dans l'observation XV, la fièvre secondaire est modérée, la température atteint le maximum peu élevé 40°,8, le pouls monte à 120, et elle se termine le treizième jour. Le malade guérit de sa variole.

Le pouls suit en général les variations de la température. Comme elle, il offre une diminution relative de la fréquence pendant le développement de l'éruption. Il n'atteint pas alors le chiffre physiologique.

La fréquence est grande dans la fièvre de maturation, 92 à 130.

La forme est différente suivant les stades, mais nous n'entendons parler que des deux dernières : l'état et le déclin.

Il n'est pas rare de trouver dans ce dernier des états particuliers en rapport avec une altération des orifices du cœur gauche, insuffisance ou rétrécissement.

Nous devons à cet égard quelques explications. Nous croyons que les accidents d'endopéricardite sont fréquents dans la variole, nous appuyant sur les recherches antérieures aux nôtres, sur l'expérience de notre cher maître M. Gubler et sur nos observations. Bouillaud, Trousseau, Durosiez, Martineau, ont cité des faits qui nous paraissaient probants.

L'examen des observations que nous avons recueillies démontre que si l'endopéricarde n'est pas la règle dans les formes graves ou de moyenne intensité de la variole, elle est du moins d'une grande fréquence. L'auscultation, l'état particulier du pouls, les autopsies que nous avons faites, nous ont convaincu de la réalité des manifestations cardiaques de cette fièvre éruptive. Nous ne voulons pas ici rechercher leur nature, discuter la question si importante de la cause des bruits de souffle, examiner s'ils sont organiques ou s'il sont dus à des paralysies partielles des muscles papillaires, nous nous contentons d'insister sur la fréquence des lésions inflammatoires des séreuses du cœur, et des bruits anormaux que nous révèle l'auscultation, désirant donner une explication des formes anormales du pouls dans les varioles confluentes ou cohérentes.

Léo a signalé dans le décours de la variole une fièvre tertiaire. Nos recherches peu nombreuses ne nous ont pas permis de vérifier son assertion. Il serait possible d'admettre qu'elle est symptomatique des troubles cardiaques que nous venons de décrire.

CONCLUSIONS GÉNÉRALES.

L'examen méthodique biquotidien de la température et du pouls est suffisant pour déterminer le cycle fébrile de la variole et de la fièvre typhoïde et mesurer l'intensité de la fièvre.

Ce cycle se compose de trois stades :

L'augment initial, l'état et le déclin.

Chacun d'eux a sa manière d'être spéciale dans les affections que nous avons étudiées.

Augment. Il est régulier et lent dans la fièvre typhoïde ; sa durée est de cinq à six jours, pendant lesquels la température s'élève de 5/10 de dégré à 1 degré par jour, sans jamais atteindre 41°,5 le troisième jour. Dans la variole, il est lent et rapide suivant la forme. Sa durée est de deux à huit jours. Les deux jours qui précèdent l'éruption sont remarquables par l'élévation de la température et la fréquence du pouls, quelle que soit la forme. Il n'est pas rare d'observer 41° et 41°,5 le trosième jour de l'invasion.

Etat. Il est de longue durée dans la dothiénenterie, très-court ou nul dans la variole.

Quand il existe dans cette dernière, c'est qu l'éruption est incomplète.

Déclin. Il commence souvent par une chute brusque de la température et du pouls ; dans d'autres cas, son début est trainant.

Dans la fièvre typhoïde, il est fréquent de constater à sa terminaison de véritables accès intermittents quotidiens avec des chiffres élevés de la température et du pouls. Il est de longue durée et comparable, quant au temps, à la période d'état.

Dans la variole,le déclin est interrompu par une fièvre secondaire quand l'éruption est confluente, cohérente ou seulement abondante ; quand elle est très-discrète il est continu.

Du pouls. Il suit en général les variations thermiques. Les tracés graphiques représentant sa fréquence sont comparables à ceux de la température chez le même malade.

Les maxima et les minima coïncident le plus souvent; mais il n'y a pas de rapport proportionnel entre la température et la fréquence du pouls. Tandis que, dans la fièvre typhoïde, il conserve pendant la convalescence une grande fréquence, il tombe souvent au-dessous du minimum physiologique dans la variole.

Formes.—Le dicrotisme ou le dédoublement à divers degrés représente l'état constant des stades d'état et de déclin du typhus abdominal.

Le dicrotisme est d'autant plus accusé que la forme est plus grave. Il est d'autant plus persistant que le stade d'état a été plus long et plus sérieux.

Dans la variole la forme varie suivant le stade.

Le dicrotisme évident dans la fièvre primaire tend à disparaître, malgré une grande fréquence dans la fièvre secondaire.

Pendant la dessiccation dans les formes de moyenne intensité ou les cas graves, les tracés sphygmographiques ont des irrégularités qui nous paraissent la traduction d'altérations organiques des orifices ou des valvules du cœur développées dans le cours de la maladie.

BIBLIOGRAPHIE

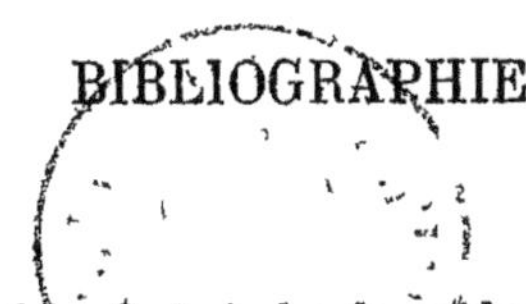

1844-45. Roger. Archives générales de médecine.
1851. Traube. Ueber Crisis und kritische Tage.
— Bærensprung. Mullers' Archiv.
— Thierfelder. Archiv für physiologische Heilkunde.
1852. Lichtenfels et Frohlich. Observations sur les lois de la fréquence du pouls et sur celle de la température à l'état normal et sous l'influence de certaines causes.
— Wunderlich. Handbuch der Pathologie und Therapeutie.
1853. Hermann Weber. Des crises et des jours critiques. (Revue médico-chirurgicale anglaise.)
— Damrosch. Oscillations quotidiennes de la température à l'état normal
1855. Maurice. Thèse de Paris. Des modifications de la température dans les affections fébriles.
— Thierfelder. Archiv für phys. Heilkunde.
1856. Spielmann. Modifications de la température animale dans les maladies fébriles aigues et chroniques.
— Borsieri. Médecine pratique. Traduction de Chauffard, t. II.
1857. Wunderlich. Archiv fur physiol. Heilkunde.
Vogel. Klinische Untersuchungen uber den Typhus.
— Michael. Archiv für physiologische Heilkunde.
1858. Moreau. Thèse de Paris. De la température dans quelques états pathologiques de l'enfance.
1859. Sidney-Ringer. Medico-chirurgical transactions.
— Hardy. De la température animale dans quelques états pathologiques et de ses rapports avec la circulation et la respiration. (Thèse de Paris.)
1860. Smoler. Rapport entre la fréquence du pouls, la respiration et l'élévation de la température dans quelques maladies aiguës.
— Wunderlich. Archiv fur physiol. Heilkunde. Sur la nécessité de l'observation d'ensemble de la température.
— Beobachtungen. De la température dans les maladies.
1861. Wunderlich. Le collapsus dans les fièvres. Appréciations plus

exactes des maladies typhoïdes à l'aide de la thermométrie. (Archiv für Heilkunde.)

1862. Wunderlich. De l'utilité de l'emploi de la digitale dans la fièvre typhoïde. (Archiv für Heilk.)

— Graves. Leçons de clinique méd., trad. Jaccoud.

1863. Weikart. Recherches sur l'élévation maxima de la tempéra ture dans les maladies.

— Archiv Heilk.

— Ziemssen. De la température dans les maladies éruptives.

— arey. Physiologie médicale de la circulation.

1864. Griesinger. Maladies infectieuses. (Trad. de Lemattre, 1868.)

— Thomas. Ueber die Temperatur verhæltnisse bei einigen affectionnen mit rapider Defervescenz. (Archiv fur Heilkunde.)

— Richard Leo. Bericht über das Auftreten der Pocken in Jacobs; Hospitale zu Leipsig. Archiv der Heilkunde.

— Thomas. Contributions à l'étude des recherches de la température, dans le typhus abdominal.

1866. Desnos. De l'état fébrile. (Thèse pour l'agrégation.)

1866. Schroder. Contributions à l'étude de la chaleur pathologique générale et locale. (Archiv Virchow.)

— Jurgensen. Études cliniques sur le traitement du typus abminal.

— Frolich et Guntz. Influence des bains froids sur la température du corps dans le typhus abdominal. (Archiv Heilk.)

— Thomas. Essai d'appréciation des fluctuations journalières de la température dans le typhus abdominal.

1867. Hirtz. De la chaleur dans les maladies. Diction. de médecine et chirurgie pratiques.

— Jaccoud. Clinique médicale.

— Prompt. Recherches sur les variations physiologiques de la fréquence du pouls. (Archives générales de médecine.) Duroziez. Gaz. des hôp., avril 1867.

1868. Trousseau. Clinique de l'Hôtel-Dieu, 3e édition.

TABLE DES MATIÈRES.

A LA LIBRAIRIE ADRIEN DELAHAYE.

BAZIN. **Leçons théoriques et cliniques sur la syphilis et les syphilides** considérées en elles-mêmes et dans leurs rapports avec les éruptions dartreuses, scrofuleuses et parasitaires, professées à l'hôpital Saint-Louis, par le Dr Bazin, publiées par le Dr Dubuc, ancien interne des hôpitaux, revues et approuvées par le professeur. 2e édition considérablement augmentée. Paris, 1866. 1 vol. in-8 accompagné de 4 magnifiques planches sur acier, figures coloriées. 10 fr.
fig. sepia. 8 fr.

BAZIN. **Leçons sur les affections génériques de la peau.** 2 vol. in-8. Paris, 1862 et 1865. 11 fr.

CHEVALIER. **L'Étudiant micrographe.** Traité théorique et pratique du microscope et des préparations. Ouvrage orné de planches représentant 30 infusoires et de 200 figures dans le texte, 2e édition, augmentée des applications à l'étude de l'anatomie, de la botanique et de l'histologie, par MM. Alph. de Brébisson, Henri van Heurck, G. Pouchet. 1 vol. in-8 de 563 pages. Paris, 1865. 7 fr. 50.

FORT, professeur particulier d'anatomie, etc. **Anatomie descriptive et dissection.** 1 fort vol. in-12, accompagné de figures dans le texte. Paris, 1866. 11 fr. 50

FOUCHER, professeur agrégé à la Faculté de Médecine de Paris, chirurgien de l'hôpital Saint-Antoine. **Traité du diagnostic des maladies chirurgicales.** Tome 1er, première partie. Paris, 1866. 1 vol. in-8 de 401 pages avec figures intercalées dans le texte. 6 fr.
Deuxième partie. Paris, 1868. *Sous presse.*

GOSSELIN, professeur de pathologie chirurgicale à la Faculté de Médecine de Paris, chirurgien de l'hôpital de la Pitié, etc. **Leçons sur les hernies**, professées à la Faculté de Médecine de Paris, recueillies et publiées par le Dr L. Labbé, professeur agrégé, chirurgien du Bureau central, revues par le professeur. 1 vol. in-8 de 500 pages avec figures intercalées dans le texte. Paris, 1864. 7 fr.

GOSSELIN. **Leçons sur les hémorrhoïdes.** 1 vol. in-8. Paris, 1866. 3 fr.

GRIESINGER, professeur de clinique médicale et de pathologie mentale à l'Université de Zurich. **Traité des maladies mentales, pathologie et thérapeutique.** Ouvrage traduit par le Dr Doumic, médecin de la maison centrale de Poissy, etc., et accompagné de notes intercurrentes, par M. le Dr Baillarger, médecin de la Salpêtrière, membre de l'Académie de Médecine. 1 fort vol. in-8. Paris, 1865. 9 fr.

GUÉRIN (Alphonse), chirurgien de l'hôpital Saint-Louis, etc. **Leçons cliniques sur les Maladies des organes génitaux externes de la femme**, leçons professées à l'hôpital de Lourcine. 1 vol. in-8 de 5.0 pages. Paris, 1864. 7 fr.

HARDY, professeur agrégé chargé du cours de clinique des maladies de la peau à la Faculté de Médecine de Paris, médecin de l'hôpital Saint-Louis, etc. **Leçons sur la scrofule et les scrofulides, sur la syphilis et les syphilides.** 1 vol. in-8. Paris, 1864. 4 fr.

JACCOUD, professeur agrégé à la Faculté de Médecine de Paris, médecin du Bureau central, etc. **Études de pathogénie et de séméiotique, les paraplégies et l'ataxie du mouvement**, etc. 1 fort vol. in-8. Paris, 1864. 9 fr.

LABORDE, ancien interne lauréat des hôpitaux de Paris. **De la paralysie (dite essentielle) de l'enfance, des déformations qui en sont la suite et des moyens d'y remédier.** 1 vol. in-8 de 270 pages, accompagné de 2 planches dont une coloriée. Paris, 1864. 5 fr.

LABORDE. **Le ramollissement et la congestion du cerveau principalement considérés chez le vieillard.** Étude clinique et pathogénique. 1 vol. in-8 de 440 pages, avec planche coloriée contenant 6 figures. Paris, 1866. 6 fr.

TRIQUET, médecin et chirurgien du dispensaire pour les maladies de l'oreille. **Leçons cliniques sur les maladies de l'oreille**, ou Thérapeutique des maladies aiguës et chroniques de l'appareil auditif. 1 vol. in-8 avec figures dans le texte. Paris, 1866. 6 fr.

Paris. — A. Parent, imprimeur de la Faculté de Médecine, rue Monsieur-le-Prince, 31.

www.ingramcontent.com/pod-product-compliance
Ingram Content Group UK Ltd.
Pitfield, Milton Keynes, MK11 3LW, UK
UKHW020335180726
13839UKWH00002B/721

9 782329 129082